Trutz Hardo

Rückführung als Lebenshilfe

Rückführung als Lebenshilfe

Trutz Hardo

SILBERSCHNUR

ISBN: 978-3-89845-315-8

1. Auflage 2010

Gestaltung & Satz: XPresentation, Güllesheim
Druck: Finidr, s.r.o. Cesky Tesin

Verlag »Die Silberschnur« GmbH · Steinstr. 1 · 56593 Güllesheim
www.silberschnur.de · E-Mail: info@silberschnur.de

Inhalt

Vorwort

Unter Rückführung (englisch *regression*) verstehen wir in der alternativen Therapie das Zurückgehen zu den eigentlichen Ursachen eines Symptoms, egal, ob es sich dabei um ein körperliches, seelisches oder geistiges handelt. Die in eine Trance versetzte Person bittet ihr Höheres Selbst, den Geistführer oder einen Engel, sie zu der Ursache des störenden oder Schmerzen bereitenden Symptoms oder Zustandes zu führen. Diese Ursache kann im heutigen Leben zu finden sein, im Bauch der Mutter, oder aber - wie es sich in der Praxis zeigt - die eigentliche Ursache liegt in etwa fünfundneunzig Prozent in früheren Leben.

Die Seele gelangt nach dem irdischen Tod meist sofort zurück in die Zwischenwelt, wo sie verbleibt, bis sie sich entscheidet, erneut zu inkarnieren. Doch die gespeicherten Programmierungen nimmt sie von einem Leben mit in das nächste oder sogar in viele der folgenden, bis diese sich irgendwann durch entgegengesetzte Programmierungen aufgelöst haben. Und deshalb haben oftmals sogar solche Symptome, die offenbar ganz in dem heutigen Leben begründet liegen, meistens schon Vorgeschichten in früheren Leben. Der Klient wird also zu der Ursache seines Symptoms zurückgeführt, ganz egal, wo es aufzufinden sein sollte. Deshalb sprechen wir auch meist nicht von Reinkarnationstherapie, sondern von Rückführungstherapie.

Der Klient, der sich solch einer Therapie unterziehen möchte, braucht nicht an die Existenz der Reinkarnation zu glauben, auch wenn sie nun von dem Psychiater Professor Ian Stevenson (1918–2007) nach über vierzigjähriger mühevoller Arbeit endlich als Faktum bewiesen worden ist. Wir als Rückführungstherapeuten wissen, dass die Reinkarnation eine Tatsache ist, und wer sich für die Beweiserbringung der Reinkarnation interessiert, dem empfehle ich Stevensons Buch *Reinkar-*

nationsbeweise (oder auch eines meiner beiden Bücher, die sich unter anderem auf Stevensons Forschungen beziehen: *Reinkarnation aktuell* und *Wiedergeburt - Die Beweise*).

In Deutschland darf sich nur derjenige »Therapeut« nennen, der nach einer Prüfung seiner Fähigkeiten auf dem Gebiet der Psychotherapie und Psychiatrie eine staatliche Erlaubnis erteilt bekommen hat. Jedoch gibt es viele, die die Ausbildung zu einem Rückführungstherapeuten erlernt haben, sich aber, da die staatliche Erlaubnis fehlt, Rückführungsleiter oder Ursachenforscher nennen.

Ein Rückführungsleiter darf laut Gesetz keine Diagnosen erstellen, doch dies ist auch nicht nötig, da die meisten Klienten mit schulmedizinischen Diagnosen aufwarten. Oft waren sie sehr lange in medizinischer oder alternativer Behandlung und haben dabei aber keine wesentliche oder andauernde Besserung erfahren. Als quasi letzten Schritt suchen sie nun - meist auf Empfehlung eines erfolgreich mit dieser Methode Therapierten - einen Rückführungsexperten auf. Es ist dann egal, ob dieser nun ein Rückführungsleiter oder Rückführungstherapeut ist, denn die angewendete Methode ist im Wesentlichen sicherlich die gleiche.

Das vorliegende Buch möchte Ihnen eine allgemeine und kurz gefasste Einführung in Rückführungen und Rückführungstherapie geben, um Ihnen eine Vorstellung zu vermitteln, was diese für Sie zu leisten imstande sind, falls Sie offen dafür sein sollten. Und ich versichere Ihnen, dass die Rückführungstherapie in einigen Jahren auch in den Hörsälen der medizinischen Fakultäten gelehrt werden wird, da es für die meisten chronischen Symptome keine wirkungsvollere Methode gibt. Doch wird die Rückführungstherapie die Schulmedizin nicht verdrängen, sondern vielmehr bereichern. Denn die Schulmedizin stützt sich nicht nur auf die Gerätemedizin, sondern auch auf langjährige und sich stets erweiternde Erfahrungen und Forschungen. Wir müssen der Medizin für ihre großartigen Leistungen dankbar sein, man denke nur an die Unfallhilfe, die Notoperationen, die Dialyse, Nierentransplantationen und vieles, vieles mehr. Auch viele verschriebene Arzneimittel sind für die Gesundheit und das Wohlbefinden unverzichtbar, man denke nur an die Schmerzmittel oder das Insulin für Diabetiker. *Dieses Buch soll Sie nicht daran hindern, den Arzt oder den Heilpraktiker aufzusuchen*, sondern Sie könnten über eine bereichernde Zusammenarbeit zwischen Schulmediziner und Rückführungsleiter nachdenken, um eine komplette Gesundung zu bewirken. Sicherlich ist es interessant, seine früheren Leben im geistigen Nacherleben kennen zu lernen, um zu sehen, was wir in einem der beiden Geschlechter erlebt haben, denn hin und wieder wechseln wir das Geschlecht. Die Geistseele jedoch, die durch die Erfahrungen in vielen Leben wertvolle Erfahrungen sammelt, bleibt immer dieselbe. Nachdem ein Köper nicht mehr funktioniert, verlassen wir ihn und werden uns für eine erneute Inkarnation einen passenden, neu zu gebärenden Körper aussuchen, genauso wie man nach einem Unfall mit Totalschaden aus dem Wagen aussteigen und sich bei nächster Gelegenheit ein neues Gefährt aussuchen wird. Der Körper ist nur ein Vehikel der Geistseele, das uns befähigt, uns durch ein Leben hindurchzubewegen, damit wir in dieser

Erdenschule die Aufgaben erfüllen können, die wir uns im Jenseits vorgenommen haben oder die uns auferlegt wurden.
Wenn ich in der Folge von Seele oder Geistseele spreche, so ist meistens Letztere gemeint. Denn wir sind in unserer eigentlichen Substanz Geist und haben uns für unsere Leben in der Materie und in der jenseitigen Welt eine Seele zugelegt, die uns befähigt, mittels Gefühl und Geist (engl. *mind*) Erfahrungen zu sammeln.
Nun wollen wir uns zunächst einmal ansehen, was Rückführungen ohne Therapie zu leisten vermögen, nachdem wir es verstanden haben, uns in den Alphazustand zu versetzen. Denn dann können wir selbst unsere Vergangenheit im heutigen und in früheren Leben erkunden. Jedoch sollten wir nur solche früheren Leben in ihren Einzelheiten aufdecken, die wir ohne schweres Leid durchlebten, denn traumatische Leben sollte man sich nur mit einem Rückführungstherapeuten/-leiter ansehen, damit die oft fürchterlichen Inhalte nach Möglichkeit gleich aufgelöst werden können, ohne uns zu belasten.

1.

Wir sind das wandelnde Produkt von Programmierungen

Programmierungen aus dem gegenwärtigen Leben

Bevor ich Ihnen aufzeigen will, was man durch Rückführungen alles erreichen kann - zum Beispiel eine Verbesserung der Gesundheit und der Lebensqualität -, möchte ich Ihnen einige wichtige Hinweise geben, ohne die Sie die folgenden Ausführungen womöglich nur unzulänglich verstehen könnten.

Wir sind, wie die Überschrift schon sagt, das wandelnde Produkt von Programmierungen. Was heißt das? Viele, viele Programmierungen sind in dem gegenwärtigen Leben in unsere Psyche eingedrungen - in unserer Kindheit, als Heranwachsender oder als Erwachsener - und haben uns wahrscheinlich bis auf den heutigen Tag noch bewusst oder unbewusst mehr oder weniger in ihrer Macht. Wir werden tagtäglich durch die öffentlichen Medien mit Informationen gefüttert, die sich bei uns meist unreflektiert als Gedankenmuster einnisten, seien sie politischer, ökologischer, ethischer, sozialer oder vor allem verkaufsfördernder Art.

Besonders Kinder werden durch die Worte und das Verhalten der Eltern geprägt. Wenn der Vater zu seinem jungen Sohn beispielsweise sagt: »Aus dir wird nie etwas werden. Du bist ein Taugenichts!«, dann können solche von einer Person ausgesprochenen Programmierungen, vor allem wenn sie sich oft wiederholen, meist schlimmste Folgen haben, die sich in einem Minderwertigkeitskomplex manifestieren. Natürlich, was seltener ist, können solche Programmierungen auch das Gegenteil bewirken, indem in dem Heranwachsenden der Wille entsteht: »Dem werde ich es zeigen! Ich werde ein sehr erfolgreicher Mann werden. Dann muss er staunen und mich anerkennen.« Ähnlich verhält es sich, wenn der Vater oder die Mutter den Sohn beim Onanieren ertappt und ihn anschreien: »Du Schwein! So etwas tut man nicht. Geh, beichte es dem Priester!« So wird sich in vielen Fällen eine ungesunde Einstellung zu Sexualität oder gar

Verklemmtheit einnisten, die auch das spätere Eheleben beeinträchtigen kann. Womöglich, wenn dieser Mann sich nicht aus dieser Sackgasse zu befreien vermag, wird er diese von den Eltern übernommene sexualfeindliche Programmierung an seine Kinder weitergeben.

Eine leider häufige Programmierung ist daneben die meist von Vätern ausgesprochene: »Ein Junge darf nicht weinen. Das ist nur etwas für Mädchen!« Dies mag dazu beitragen, dass der Sohn später nie weint, sondern alles Leid nach innen fließen lässt, wo es zum Beispiel zu einem nervösen Magen, zu Wutanfällen oder ständiger Unzufriedenheit führen kann.

Denken Sie an dieser Stelle bitte selbst einmal kurz nach, welche der Programmierungen Ihrer Eltern noch in Ihnen aktiv sind. Es könnte sein, dass Sie Wut spüren oder ein Vorurteil gegenüber irgendeiner Nation oder Religion haben, das von den Eltern beziehungsweise von einem Elternteil übernommen wurde. Geistliche, Lehrer oder auch ältere Geschwister können zusätzlich noch bewusste oder unbewusste Programmierungen hinzugefügt haben.

Selbst im Schlaf und vor allem unter Narkose sind wir empfänglich für verbalisierte Urteile. Sagt ein Arzt während der Operation zu seinen Helfern: »Ich glaube nicht, dass er je wieder gehen wird« oder dergleichen, dann mag dies trotz einer gelungenen Operation dazu führen, dass der Patient sich nach seiner Entlassung nur noch im Rollstuhl fortbewegen kann. Käme aber ein charismatischer Mensch, der ihm die Hand auflegt und im Brustton der Überzeugung sagt: »Von nun an kannst du wieder gehen!«, dann mag jene von dem Arzt bei der OP ausgesprochene Programmierung eine derart starke Gegenprogrammierung erfahren, dass der Patient sich auf einmal aus seinem Rollstuhl erhebt und wieder gehen kann.
Ein anderes Beispiel: Weist eine Frau einen um sie Werbenden mit der Bemerkung ab: »Du hast ja abstehende Ohren. Du bist mir zu hässlich!«, dann kann solch eine Aussage das Selbstwertgefühl des Mannes so weit schwächen, dass er Frauen künftig überhaupt nicht mehr anspricht.
Selbst im Bauch ist eine Seele, so sie schon den Fötus bewohnen sollte, programmierbar. Hat eine Schwangere Angst vor Mäusen, Sex, Fahrstühlen

und dergleichen, mögen allein schon ihre Gefühle, ohne dass sie unbedingt verbalisiert worden sind, die noch ungeborene Seele mit solchen Ängsten programmieren. Denn das heranwachsende Ungeborene identifiziert sich in vielem mit seiner Mutter. Nicht nur Süchte oder eine Krankheit wie Aids mögen sich auf das Kind übertragen, sondern auch Befürchtungen, Vorurteile und Gewohnheiten. Denn die Seele des Ungeborenen verfügt über ein holistisches Bewusstsein und kann nicht nur Worte, Gefühle und Gedanken der Mutter erfassen, sondern auch jene anderer Menschen in der Nähe wie die des Vaters oder die der Geschwister. Eine Schwangere sollte sich daher möglichst von allen Widrigkeiten des Lebens fernhalten und, den Bauch streichelnd, zu der Seele sagen: »Ich freue mich auf dich. Du sollst es bei mir/uns gut haben. Du bist willkommen. Ich/wir liebe/n dich.« Dies sind die besten Dinge, die man einem Kind schon vor der Geburt mit auf den Lebensweg geben kann.

Bei den bisherigen Beispielen handelt es sich also um Programmierungen, die von Personen bewirkt worden sind. Doch noch viel häufiger werden wir durch Situationen programmiert. Sind wir in einen schweren Autounfall verwickelt, mit oder ohne körperlichen Schaden, dann fahren wir zukünftig mit größerer Vorsicht und langsamer. Zu jener Programmierung gesellt sich also der gesunde Menschenverstand. Oder haben wir uns im alkoholisierten Zustand in eine Schlägerei verwickeln lassen und sind dadurch gerichtlich belangt worden, dann könnte dieses Erlebnis dazu führen, dass wir in Zukunft weniger alkoholische Getränke zu uns nehmen. Oder sind wir als Kind von einem Hund, einem Pferd oder einer Gans gebissen worden, dann haben wir Respekt vor solchen Tieren und vermeiden möglichst deren Nähe. - Es ist nicht allein der Verstand, der uns zu solchen Entscheidungen führt, sondern es ist auch die Kerbe, die das leidvolle Erlebnis in unserer Psyche hinterlassen hat.

Programmierungen aus früheren Leben

Die meisten der in uns wirksamen Programmierungen stammen aus früheren Leben. Haben wir Angst vor irgendeinem Tier, egal, ob es sich dabei um Pferde, Spinnen, Ratten, Schlangen usw. handelt, ohne dass im heutigen Leben von solch einem Tier eine Gefahr für uns ausgegangen ist, dann hatten wir mit solch einem Tier in einem früheren Leben wohl ein schlimmes Erlebnis. Vielleicht sind wir von Pferden zertrampelt, von Spinnen, Ratten oder Schlangen gebissen worden. Und je fürchterlicher das Erlebnis - vielleicht sogar mit Todesfolge -, desto tiefer ist solch ein Ereignis in unsere Seelenspeicherung eingekerbt worden und desto heftiger mag sich diese Kerbe« im heutigen Leben auswirken.

Haben wir zum Beispiel Angst vor der Polizei, obwohl wir uns in diesem Leben nichts zuschulden kommen ließen, dann mag diese Angst aus einem früheren Leben stammen, wo wir von der Polizei oder von Häschern gesucht wurden.

Selbst Trauminhalte wie zum Beispiel Verfolgungsträume hängen oft mit früheren Leben zusammen.

Hat jemand eine Phobie vor hohen Brücken, vor Menschenmengen, spitzen Gegenständen wie Messern oder Nadeln, hat man Angst vor tiefem Wasser, vor Zahnärzten, vor großen Plätzen, vor Fahrstühlen usw., dann stammen diese Ängste und Phobien, so sie in ihrer Ursache nicht eindeutig auf das gegenwärtige Leben zurückgeführt werden können, aus früheren Leben. Auch unsere Vorlieben oder Abneigungen für Länder, Religionen, Männer oder Frauen sind in den meisten Fällen Prägungen aus Vorvergangenheiten. Lehnt zum Beispiel ein Kind einen Elternteil massiv ab und entwickelt vielleicht sogar eine abschreckende Hautkrankheit, um sich von dieser Person nicht anfassen zu lassen, so hat ihm diese in früheren Leben sehr wahrscheinlich etwas Bösartiges angetan wie Betrug, Vergiftung, Folterung, Mord oder dergleichen. So ist auch unsere Zu- oder Abneigung bestimmten Personen gegenüber meist geprägt durch positive oder negative Zusammentreffen mit jenen Seelen in vergangenen Zeiten. Doch auch die Liebe auf den ersten Blick ist ein unbewusstes Wiedererkennen einer anderen Person, mit der man in einer Vorvergangenheit eine intensive Liebesbeziehung hatte.

Denn Seelen erkennen sich durch eine erfühlte Seelenresonanz wieder, die über die verschiedenen Leben hinweg bestehen bleiben kann.
Wie es sich bei Rückführungen herausstellt sind auch die meisten chronischen Krankheiten Nachwirkungen aus früheren Leben. Heuschnupfen kann unter anderem daher kommen, dass man in einem früheren Leben auf einer Wiese oder im Heu vergewaltigt oder ermordet worden war. Rückenschmerzen können ihre Vorgeschichte vor einigen Jahrhunderten gehabt haben, als einem das Rückgrat auf der Streckbank gebrochen wurde, auch dem Rheuma liegen oft ähnliche Ursachen zugrunde.
Schluckbeschwerden oder chronische Halsschmerzen können daher kommen, dass man früher erwürgt worden war, wie auch Nackenschmerzen oft mit Erhängen zusammenhängen. Migräne setzt sich in den meisten Fällen aus verschiedenen oft tödlichen Kopfverletzungen zusammen. Und bei vielen dieser chronischen Beschwerden können die Ärzte keinen Verursachungsherd diagnostizieren, denn oft sind diese Schmerzen psychischer Art, werden aber als körperlicher Schmerz empfunden.

Und gegen derlei Schmerzen helfen oft auch keine Arzneimittel. In solchen Fällen kann besonders die Rückführungstherapie sich als sehr hilfreich erweisen.

Wir sind mehr mit unseren früheren Leben verbunden, als wir uns vorstellen können. Kritiker oder solche, die nichts von Reinkarnation und besonders nichts von Rückführungen halten, sagen gerne: Was gehen mich frühere Leben an? Ich habe mit meinem heutigen Leben genug zu tun.« Das wäre auch gut und richtig, wenn die Programmierungen aus früheren Leben nicht immer noch störend auf uns Menschen einwirken würden. Denn jene haben noch mit uns zu tun, auch wenn wir nichts mit ihnen zu tun haben wollen. Darum ist es wichtig, dass wir uns mit ihnen beschäftigen und durch Rückführungen herauszufinden versuchen, wo ihre Ursachen liegen, um sie aufzulösen. Denn diese Therapie ermöglicht es uns, die alten negativen Programmierungen aufzudecken, sie anzusehen und sie dann zu deprogrammieren, woraufhin an ihre Stelle positive Programmierungen eingegeben werden. Wenn also eine Frau vehemente Regelschmerzen hat, dann, nachdem die Ursache aufgedeckt worden ist - meist liegen Vergewaltigungen in früheren Leben zugrunde -, wird eine Deprogrammierung vorgenommen: »Ich befreie mich von meinen Regelschmerzen«, woraufhin eine positive Programmierung erfolgt: »Ich bin jetzt befreit von meinen Regelschmerzen.« Und die Erfolge sind verblüffend.

In unserer Psyche hat sich eine Ansammlung von immer noch aktiven Programmierungen festgesetzt. Doch ebenso wie Letztere sich eingenistet haben, können wir alte und uns unliebsame Programmierungen auch wieder aufheben und sozusagen ausmisten und sie durch neue, positiv ausgerichtete ersetzen, soweit nicht höhere Erwägungen meist karmischer Art sich dem widersetzen oder ihre heilende Auswirkung einschränken. Wir sind eingewickelt in Programmierungen, doch wir können uns durch eigenes bewusstes Bemühen wieder »ent-wickeln«.

Die negativen Einkerbungen, die sich als störende Symptome manifestieren, erinnern uns daran, dass noch etwas aufzulösen ist. Wir selbst sind die Verursacher unserer seelischen oder körperlichen Leiden, denn sonst hätten wir sie nicht. Und wir selbst müssen zu den Ursachen zurückkehren, um die schädigenden Programmierungen aufzulösen. Kein anderer kann es für uns tun. Auch der Rückführungstherapeut nicht, denn er ist nur der Begleiter und kein Seelenarzt.

Alle unsere Programmierungen aus früheren Leben sind in unserer rechten Gehirnhälfte gespeichert. In der Rückführung werden wir in einen leichten bis tiefen Trancezustand versetzt, um an diese Speicherungen heranreichen zu können. In diesem sogenannten Alphazustand können wir bei geschlossenen Augen die früheren Leben wiedererleben. Von der jeweiligen Tiefe des Alphazustandes hängt es ab, wie plastisch und wirklichkeitsnah wir die früheren Erlebnisse wiedererleben. Und je tiefer man in die früheren Leben eintauchen kann, desto wirkungsvoller sind die Auflösungen der dort verankerten Ursachen von Symptomen, die oft, nachdem der Klient aus dem Alphazustand wieder in die Gegenwart und das Tagesbewusstsein zurückgekehrt ist, plötzlich verschwunden sind, so dass ein Asthmatiker nun zum ersten Mal wieder frei atmen kann oder chronische Schmerzen mit einem Mal wie weggezaubert sind. Aber es handelt sich hierbei nicht um Zauberei, sondern um eine erfolgte Auflösung von Symptomen durch das Aufdecken und Aufheben von unliebsamen Programmierungen aus früheren Leben. Wir sind so lange das Produkt von positiven und negativen Programmierungen, bis wir die uns störenden oder behindernden unter ihnen aufgelöst haben, während die positiven Programmierungen uns zu einem freudigen, schmerzfreien Leben befähigen, in dem unsere Liebe wachsen kann.

Kann man unliebsame Programmierungen auflösen?

Wer aber eignet sich für Rückführungen und die Rückführungstherapie? Eigentlich jeder, der willens ist, sich einer solchen zu unterziehen. Nur sehr kopflastig geprägte Menschen haben es manches Mal schwer, loszulassen und sich in den entspannenden Alphazustand - den Zustand zwischen Wachsein und Schlaf - versetzen zu lassen. Nach meiner Erfahrung können fünfzig Prozent der Klienten schon beim ersten Mal einen ausreichenden bis tiefen Alphazustand erreichen und somit auch schon erstaunliche therapeutische Erfolge verbuchen. Dreißig Prozent können ebenfalls Bilder oder sogar, wenn auch undeutliche, Szenen aus früheren Leben erleben, aber sind nicht tief genug in den Alphazustand eingetaucht, um bei der ersten Sitzung schon nachhaltigen Erfolg zu haben. Hier empfiehlt es sich, die Vertiefung in den Alphazustand zu trainieren, wozu es auch CDs gibt, mit denen es bei häufigem Anhören gelingen sollte, die erforderliche Tiefenstufe zu erreichen. Dann kann man erneut versuchen, mit dem Therapeuten in das oder die früheren Leben einzutauchen (als Übungs-CD empfehle ich meine CD »*Meine schönen früheren Leben*«, da dieser eine Vertiefungsübung vorangestellt ist). Etwa zehn Prozent gelingt es trotz längerem Bemühen nicht, den erforderten Alphazustand zu erreichen, und bei den anderen zehn Prozent können zwar die benötigten Tiefenstufen erreicht werden, aber - wie schon erwähnt - darf aus karmischen Gründen keine Besserung eintreten, oder aber es befinden sich Fremdenergien oder verstorbene und noch erdgebundene Besetzer in dem Körper oder im Aurafeld des Klienten, die erst mittels eines Clearings befreit werden müssen. Die meisten von mir ausgebildeten Rückführungsleiter/-therapeuten haben auch eine Ausbildung in Clearingsarbeit absolviert und wissen, wie man derlei Befreiungen durchführt.

2.

Rückführungen ohne Therapie

Wie können wir uns selbst in frühere Zeiten zurückversetzen?

Sich durch Selbsthypnose in einen Trancezustand versetzen

Ich arbeite bei Rückführungen am liebsten mit dem Höheren Selbst, entweder mit meinem eigenen, so ich mich selbst zurückführe, oder mit jenem des Klienten, so dieser zurückgeführt wird. Kennt man jedoch seinen Schutzengel, seine(n) Geistführer/Geistführerin oder einen geistigen Helfer, so kann man auch einen von diesen um Mithilfe beim Aufdecken der früheren Leben bitten. In unserer Vollkommenheit sind wir selbst unser Höheres Selbst. Für dieses gibt es keine Zeit und keinen Raum, und es erlebt alle unsere Leben simultan, also gleichzeitig. Wir als Individuum befinden uns zwar im Raum und in der Zeit, doch

das Höhere Selbst ist uns gerne beim Aufdecken unserer verschiedenen Leben behilflich. Irgendwann werden wir wieder mit vollem Bewusstsein eins mit ihm sein.
Die Methoden, wie man sich selbst ohne eine CD oder einen Rückführer in frühere Leben hineinbegeben kann, habe ich ausführlich in meinem Buch *Entdecke deine früheren Leben* beschrieben. Doch an dieser Stelle will ich noch einmal eine kurze Anleitung geben. Am besten lernt man diesen Text auswendig, auch wenn man ihn späterhin für sich erweitern oder kürzen möchte. (Man kann den folgenden Text natürlich auch auf einen Tonträger aufsprechen und sich dann beim Abspielen von der eigenen Stimme bis zum Wolkenbett führen lassen.) Nachdem man diesen Text beherrscht, legt oder setzt man sich bequem hin. Versichern Sie sich, dass Sie von nichts und niemandem gestört werden können. Man schließt die Augen und beginnt folgendermaßen, indem man den Text in Gedanken spricht oder flüstert:

Ich atme ganz normal ein und aus, und mit jedem Atemzug entspanne ich mich jetzt mehr und

mehr ... (Hinweis: Die Auslassungspunkte bedeuten, sich etwas Zeit zu lassen.) *Ich konzentriere mich auf meine Bauchdecke und fühle, wie sie sich beim Einatmen hebt und beim Ausatmen wieder senkt ... Ich komme ganz in meine Mitte, ganz weg vom Kopf ...*
Ich zähle jetzt von 10 bis 1, und mit jeder Zahl entspannt sich mein Körper mehr und mehr, und ich fühle mich immer wohler und wohler. Wenn ich dreimal die Eins genannt habe, ist mein Körper vollkommen entspannt.

Zehn: *Ich schreibe die Zehn in Gedanken auf ein Blatt* **Papier** *... Ich kann auch einen* **Buntstift** *dazu benutzen ... Jetzt stelle ich mir vor, wie ich mit meinem Finger diese 10 in den Sand einzeichne, und ich spüre dabei den* **Sand** *an meinem Finger ... Jetzt nehme ich die 10 als* **Hausnummer** *wahr, entweder an einer Haustür, an einer Hauswand oder an einem Gartenzaun. Ich gehe hin und berühre diese 10. Ich finde heraus, aus welchem Material sie gefertigt ist, ob sie aus Glas, Holz, Keramik, Plastik oder Metall besteht ... Mit meinen* **unsichtbaren**

Händen, *den Händen des Astralkörpers, massiere ich nun meine* ***Beine*** *von oben nach unten und dann auch meine* ***Füße.*** *Meine Beine und Füße lockern sich, lockern sich, entspannen sich, lockern sich immer mehr, immer mehr. Meine Beine und Füße lockern sich, lockern sich, entspannen sich, lockern sich immer mehr, immer mehr ... Und meine Beine werden jetzt ganz schwer, immer schwerer und schwerer, immer schwerer und schwerer ... Nun belasse ich sie* ***vorerst*** *in dieser Schwere. Mit jeder Zahl, die ich weiter nach unten zähle, fühle ich mich immer wohler und wohler.*

Neun: *Ich schreibe die Zahl 9 auf ein Blatt Papier ... Immer wieder ... Und nun zeichne ich diese 9 mit dem Finger in den Sand und spüre die Sandkörner an meinem Finger ... Ja, ich reibe einige Sandkörner zwischen meinem Daumen und meinem Zeigefinger hin und her und spüre die Sandkörner ganz genau ... Jetzt nehme ich die 9 als Hausnummer wahr. Ich gehe hin ... und berühre sie ... Ich stelle wieder fest, aus welchem Material diese 9 beschaffen ist. Mit meinen unsichtbaren Händen massiere ich meinen*

***Brustkorb** ... dann meinen **Bauch** ... und den **Unterleib** ... Alles lockert sich, lockert sich, entspannt sich, lockert sich ... Alles lockert sich, lockert sich, entspannt sich, lockert sich immer mehr und mehr ...*

*Acht: Ich schreibe die Zahl 8 auf ein Blatt Papier ... Immer wieder ... Und nun zeichne ich diese 8 mit dem Finger in den Sand und spüre die Sandkörner an meinem Finger ... Jetzt nehme ich die 8 als Hausnummer wahr. Ich gehe hin ... und berühre sie ... Mit meinen unsichtbaren Händen massiere ich meine **Schultern** ... Und nun massiere ich von oben nach unten meinen ganzen **Rücken** ... dann meine **Hüften** und das **Gesäß** ... Alles lockert sich, lockert sich, entspannt sich, lockert sich ... Alles lockert sich, lockert sich, entspannt sich, lockert sich immer mehr und mehr ...*

*Sieben: Ich schreibe die Zahl 7 auf ein Blatt Papier ... Immer wieder ... Und nun zeichne ich diese 7 mit dem Finger in den Sand und spüre die Sandkörner an meinem Finger ... Jetzt nehme ich die 7 als Hausnummer wahr. Ich gehe hin ... und berühre sie ... Mein **Hals** und mein **Nacken*** *lockern sich, lockern sich, lockern sich, entspannen sich, lockern sich ... Und nun lockert sich mein ganzer* **Mund- und Kieferraum**. *Alles lockert sich, lockert sich, entspannt sich, lockert sich immer mehr und mehr ... Ich fühle, wie meine* **Zunge** *sich lockert und entspannt ... Und nun ist der ganze Mund- und Kieferraum vollkommen entspannt.*

Sechs: *Ich schreibe die Zahl 6 auf ein Blatt Papier ... Immer wieder ... Und nun zeichne ich diese 6 mit dem Finger in den Sand und spüre die Sandkörner an meinem Finger ... Jetzt nehme ich die 6 als Hausnummer wahr. Ich gehe hin ... und berühre sie ... Meine* **Nase** *lockert sich, entspannt sich, lockert sich, entspannt sich. Der ganze* **Nasen- und Rachenraum** *lockert sich jetzt, entspannt sich, lockert sich, lockert sich immer mehr. Auch die* **Lungen** *lockern sich, entspannen sich, lockern sich, lockern sich ... Auch meine* **Wangen** *lockern sich, lockern sich, entspannen sich, lockern sich ... Meine* **Augenlider** *sind geschlossen, aber meine* **Augenmuskeln** *sind ganz gelockert, gelockert, gelockert und entspannt ... Und mit jedem weiteren*

Atemzug lockere ich mich mehr und mehr und fühle mich wohler und wohler.

Fünf: Ich schreibe die Zahl 5 auf ein Blatt Papier ... Immer wieder ... Und nun zeichne ich diese 5 mit dem Finger in den Sand und spüre die Sandkörner an meinem Finger ... Jetzt nehme ich die 5 als Hausnummer wahr. Ich gehe hin ... und berühre sie ... Meine **Stirn** *und die* **Schläfen** *lockern sich, lockern sich, entspannen sich, lockern sich ... Die ganze* **obere Kopfhaut** *lockert sich, lockert sich, entspannt sich, lockert sich, entspannt sich ... Auch mein* **Hinterkopf** *lockert sich, entspannt sich, lockert sich, entspannt sich ... Und nun ist* **der ganze Kopf** *ganz gelockert, gelockert und entspannt, gelockert ...*

Vier: Meine **Arme, Hände** *und* **Finger** *lockern sich, lockern sich, lockern sich, entspannen sich, lockern sich, entspannen sich immer mehr und mehr ... Und meine Arme werden jetzt ganz ganz schwer, immer* **schwerer** *und schwerer ... immer schwerer und schwerer ... Und ich belasse sie* **vorerst** *in dieser Schwere.*

Drei: Alle meine ***Muskeln*** *sind jetzt gelockert, gelockert, entspannt, gelockert. Alle meine Muskeln sind jetzt gelockert, gelockert, entspannt, gelockert. Alle meine Muskeln sind jetzt gelockert, gelockert, entspannt, gelockert.*

Zwei: Alle meine ***Nerven*** *sind jetzt gelockert, gelockert, entspannt, gelockert. Alle meine Nerven sind jetzt gelockert, gelockert, entspannt, gelockert. Alle meine Nerven sind jetzt gelockert, gelockert, entspannt, gelockert.*

Eins, eins, eins: Ich fühle mich ganz eins, ich fühle mich sehr sehr wohl.

Mit einiger Übung - wenn nicht gleich schon beim ersten Versuch - werden Sie sich jetzt, so Sie zu den oben erwähnten achtzig Prozent gehören, in einem tiefen oder ausreichenden Alphazustand befinden. Nun können Sie alles Weitere meist mühelos vor Ihrem geistigen Auge sehen. In der Rückführung gehen wir über eine Wiese. (Nur jene, die Heuschnupfen oder eine Pollenallergie haben, sollten anstatt über die Wiese über einen Meeresstrand gehen und anstatt eine Blume zu berühren, eine vor ihnen liegende Muschel in die Hand nehmen.)

Die Aktivierung der fünf Sinne beim Gang über die Wiese

Den folgenden Text sollten Sie sich einige Male durchlesen, dann können Sie ihn mit eigenen Worten im Stillen sprechen oder flüstern, denn Sie sind jetzt Ihr eigener Rückführer. Es geht darum, dass wir bei diesem Gang über die Wiese unsere fünf Sinne aktivieren, so dass sie bereit sind, wenn Sie in die Vergangenheit Ihres jetzigen Lebens oder in Ihre früheren Leben eintauchen wollen.

Auf einmal breitet sich vor mir eine ***Wiese*** *aus. Die* ***Sonne*** *scheint.* (Hinweis: Sollten Sie eine Sonnenallergie haben, stellen Sie sich einen mit Wolken bedeckten Himmel vor.) *Ich schaue auf meine* ***Füße*** *hinunter und gehe jetzt Schritt für Schritt in diese Wiese hinein. Die* ***Vögel*** *zwitschern,* ***Schmetterlinge*** *flattern um mich herum. Ich strecke eine Hand vor mir aus, und einer dieser Schmetterlinge lässt sich darauf nieder. Ich ziehe diese Hand näher an meine Augen heran und betrachte mir diesen Schmetterling. Ich betrachte mir die Flügel, den Rumpf, den Kopf, die Beinchen ... Jetzt fliegt er wieder davon. Ich schaue ihm noch nach und gehe*

weiter über diese Wiese mit all den schönen Blumen. Vor mir entdecke ich eine **Blume**, *die mir besonders gefällt. Ich gehe auf sie zu ... Bei ihr angekommen, bücke ich mich, berühre mit meinen Händen den Stängel, dann betaste ich mit meinen Fingern die grünen Blätter ... und streichele nun mit einem Finger sanft über die Blütenblätter. Jetzt beuge ich mich darüber und rieche an dieser Blume. Und wenn sie riecht, dann nehme ich auch deren Geruch wahr ...*
Nun erhebe ich mich wieder und gehe weiter über diese Wiese. In mir ist eine große Freude. Doch mit einem Mal merke ich, dass ich großen **Durst** *verspüre. Meine Kehle ist schon ganz trocken. Da vernehme ich plötzlich ein* **Plätschern**. *Ich wende mich zur Seite und entdecke, wie eine* **Quelle** *aus dem Boden hervorsprudelt. Ich gehe auf diese Quelle zu ... Bei ihr angekommen beuge ich mich darüber und trinke von diesem* **warmen Quellwasser**. *Ich lösche erst einmal meinen ganzen Durst ... Ich merke, wie sich eine angenehme* **Wärme** *in meinem Bauch ausbreitet. Und ich weiß auf einmal: Das ist ja* **Heilenergie!** *Dies ist eine* **Heilquelle**. *Jawohl! Und ich trinke noch mehr von diesem* **Heil-**

***wasser** ... Jetzt erhebe ich mich und gehe weiter über diese Wiese. Ich fühle mich doppelt gestärkt. Auch meine Freude hat sich vermehrt.*
Ich bemerke nun, wie von mehreren Seiten **rosa Wolken** *auf mich zukommen ... und auf einmal bin ich von ihnen umgeben. Ich habe das Gefühl, mit ihnen zu schweben.* (Hinweis: Wer Höhenangst haben sollte, sage zusätzlich: aber meine Füße bleiben auf der Wiese.) *Es ist ein wunderschönes Gefühl der Leichtigkeit ... Ich bemerke zu meiner Linken, wie ein* **goldener Strahl** *durch die rosa Wolken dringt und wie dieser sich mit dem Rosa der Wolken zu einem Farbenspiel vermischt ... Nun berühren auch diese goldenen Strahlen in angenehmster Weise meinen Körper. Ja, ich fühle, wie sie in meinen Körper eindringen. Denn dort entsteht ein wunderschönes Gefühl von* **Freude, Liebe, Heilkraft, Selbstsicherheit und Harmonie.** *Und ich weiß mit einem Mal: Das ist* **göttliche Energie.** *Diese goldenen Strahlen müssen aus einer göttlichen Quelle kommen. Mein ganzer Köper wird nun davon ausgefüllt ...*
Ich bemerke nun zu meiner Rechten, wie die Wolken ein **Wolkenbett** *geformt haben, genau richtig*

für meine Größe. Ich zögere nicht und lege mich jetzt in dieses Wolkenbett hinein ... Ich schließe meine Augen. Die goldenen Strahlen hüllen mich ein und beschützen mich. Ich genieße es, in diesem Wolkenbett zu liegen ...

Begegnung mit dem Höheren Selbst im Wolkenbett

Wie oben schon erwähnt bevorzuge ich das Höhere Selbst als Begleiter in die Vergangenheiten. Doch Ihnen steht es frei, einen Engel, jenseitigen Helfer oder Geistführer zu wählen, vor allem, wenn Sie mit einem von diesen schon eng vertraut sind. Das Höhere Selbst oder aber auch ein hoher Engel sind allerdings in der Lage, die Dinge aus einer noch höheren Perspektive zu überblicken, um auch zu wissen, was man zum Beispiel nicht oder noch nicht wissen bzw. sich anschauen sollte. Das Höhere Selbst bleibt in den meisten Fällen unsichtbar, könnte sich jedoch in der Gestalt eines Engels oder eines weisen Begleiters zeigen.

Nun bitten Sie das Höhere Selbst, Sie in die von Ihnen gewünschte Vergangenheit zurückzuführen, egal, ob es sich dabei um eine längst vergangene Zeit in diesem Leben oder um ein früheres Leben handelt. Hier müssen Sie immer ganz genau formulieren, wo Sie hingeführt werden wollen.

Das Höhere Selbst ist jetzt bei mir. Ich bitte mein Höheres Selbst, mich (zum Beispiel) in die Kindheit meines jetzigen Lebens zu führen. »Ich möchte zu einem Zeitpunkt zurückgeführt werden, an dem ich mich besonders über ein Geschenk gefreut habe (oder: an dem ich innerlich sehr verletzt worden bin).«

In der Therapie mit einem Rückführungsleiter würde es zum Beispiel heißen: *»Ich bitte dich, Höheres Selbst, mich zur Ursache meiner chronischen Kopfschmerzen (oder z. B.: zur Ursache dafür, warum ich in der Liebe immer Pech habe usw.) zu führen.«*

Doch das Ihnen vorliegende Buch befasst sich mit Rückführungen als Lebenshilfe, weshalb die Formulierung wie folgt lautet:

Das Höhere Selbst ist jetzt bei mir. »Bitte, mein liebes Höheres Selbst, ich möchte nun an einen Punkt in meinem jetzigen Erdenleben geführt werden, an dem ich jemandem durch Worte oder Taten Leid oder Schmerz zugefügt habe. Denn ich möchte dann jene Personen bitten, mir zu vergeben. Und führe mich auch zu jenen Personen, die mir Leid oder Schmerz durch Worte oder Taten zugefügt haben. Denn ich möchte Ihnen ebenfalls vergeben.«

Dies ist eine ganz wichtige Rückführungsmöglichkeit, um sich von allen Disharmonien zwischen Ihnen und Personen aus dem heutigen Leben zu befreien. Wenn Sie mit einer bestimmten Personen im Zwist liegen, ganz egal, von wem diese Disharmonie geschürt wird, dann können Sie das Höhere Selbst ebenfalls bitten, Sie zu allen Begegnungen mit dieser Person zu führen, wo Sie entweder vergeben oder um Vergebung bitten - oder beides. Sie haben nämlich die Chance, in dem gegenwärtigen Leben Disharmonien mit Personen aufzulösen, damit Sie diese nicht erst in späteren Leben auflösen müssen, da sie sich dann vielleicht unter unliebsameren Bedingungen entfalten könnten. Bei gravierenden Disharmonien mit bestimmten Personen wäre die Rückführung jedoch am besten mit einem Rückführungsleiter durchzuführen, um zu sehen, wo die im heutigen Leben sich manifestierenden Disharmonien entstanden sind. Er kann Ihnen helfen, diese auch in jenen vergangenen Leben in ihren Ursachen aufzulösen.

Das Höhere Selbst nimmt mich an der Hand. Wir schweben durch eine dünne Wolkenwand hindurch und überqueren nun ein breites Wolkenfeld ... Vor mir erstreckt sich eine lange breite ***Wolkenwand*** *mit vielen, vielen* ***Toren*** *darin. Und ich weiß mit einem Mal: Hinter jedem dieser Tore befindet sich eines meiner früheren Leben. Ganz rechts entdecke ich ein Tor. Darüber steht:* ***Eingang in mein jetziges Leben.***
Und mit einem Mal stehe ich vor diesem Tor.

Was können wir im gegenwärtigen Leben an uns verändern?

Die Auflösung von Disharmonien mit Personen

Das Höhere Selbst teilt mir telepathisch mit: »Hier nimm diesen ***goldenen Kelch****. Darin befindet sich eine Flüssigkeit, die es vermag,* ***Liebe*** *zu geben,* ***Vergebung*** *zu bewirken und* ***Leid- und Schuldgefühle*** *aufzulösen. Bedenke, dass es wahrscheinlich tiefere Gründe gibt, warum du dich mit dieser Person in Disharmonie befindest. Und wenn deine Seele alles genauso erlebt hätte wie die Seele dieser anderen Person in früheren und in diesem Leben, dann wärst du genau wie diese Person. Wenn gleich bis drei gezählt worden ist, öffnet sich dieses Tor. Und du weißt mit einem Mal, zu wem du zuerst gehen möchtest. Auf einmal stehst du dann vor dieser Person und reichst ihr diesen Kelch. Doch bevor bis drei gezählt wird, trinke selbst zunächst einen Schluck, damit viel Liebe in dir ist und du auch den Mut aufbringst, jener Person zu vergeben oder um Vergebung zu bitten ... Eins, zwei, drei. Jetzt bist du da.«*

Ich stehe auf einmal vor ... (Sie wissen plötzlich, vor wem Sie stehen.) *Bitte vergib mir* (wenn es zutrifft), *wo ich dir wehgetan habe (oder z.B. schlecht über dich gedacht oder geredet habe). Und ich vergebe dir* (wenn es zutrifft), *wo du mir wehgetan hast durch Gedanken, Worte oder Taten. Wir wollen nun gemeinsam aus diesem Kelch der Liebe, der Vergebung, der Leid- und Schuldauflösung trinken.«* (Und dieser Person den Kelch reichend und dann selbst nochmals daraus trinkend:) *»Wir wollen nun alle Unstimmigkeiten zwischen uns auflösen. Ich liebe dich.«* (Und wenn diese Person dazu bereit ist, dann können Sie einander umarmen.)

Nach solch einer Vergebungszeremonie können Sie sich wieder zum Höheren Selbst vor das Wolkentor begeben und sich den Kelch erneut füllen lassen (*und mit einem Mal befinde ich mich wieder vor dem Wolkentor bei meinem Höheren Selbst ...).* Dann können Sie wieder umkehren und zu einer anderen Person zurückkehren oder sofort, so noch genug von der goldenen Flüssigkeit im Kelch ist, mit ihm zur nächsten Person gehen und bei dieser das gleiche Ritual durchführen. Mit diesem **Vergebungsritual** haben Sie die Möglichkeit, sich von Disharmonien zu befreien. Wie die andere Person bei einem Wiedertreffen im realen Leben reagiert, bleibt dahingestellt. Aber die Seele dieser Person - und sollte sie sich auch in einem anderen Land aufhalten - bekommt auf der Seelenebene Ihren Vergebungsakt mit. Sie werden oftmals erstaunt sein, dass diese Person - sei es Ihr Chef, Ihre Mutter, Ihr Vater, eines Ihrer Geschwister oder Ihrer Kinder oder wer auch immer - sich Ihnen gegenüber plötzlich positiv verändert verhält. Sie können diese Vergebungsrituale auch öfter wiederholen, die Erfolge sind verblüffend.

Mit einem Mal befinde ich mich wieder vor dem Wolkentor bei meinem Höheren Selbst und frage: »Ist es wichtig, dass ich mir die Ursachen meines Zwistes mit dieser Person in früheren Leben in einer Rückführungstherapie mit einem Rückführungsleiter anschaue, oder reicht dieses soeben durchgeführte Ritual, um unsere Disharmonie aufzulösen?«

Und auf einmal vernehmen Sie telepathisch die Antwort. Sie können nun auch weitere Fragen an das Höhere Selbst stellen, denn es wird Ihnen gerne alle Ihre Fragen beantworten, ob es sich dabei um Beziehungsschwierigkeiten, gesundheitliche Probleme, finanzielle Nöte oder Sonstiges handelt. Es wird Ihnen jedoch nur Hinweise geben, nicht aber die Entscheidungen für Sie fällen, denn das ist Ihre Aufgabe.

Mit einem Mal befinde ich mich wieder im ***Wolkenbett****. Ich kann mich an alles erinnern, was ich soeben erlebt und erfahren habe. Ich danke dir, mein liebes Höheres Selbst, für deine Begleitung und Beratung ... Ich fühle, wie ich angefüllt bin mit dieser göttlichen Energie ... Und auf einmal bin ich wieder auf der* ***Wiese*** *(am Strand). Dort erblicke ich die* ***Heilquelle****, ich gehe zu ihr ... und trinke von diesem warmen Heilwasser. Dieses gibt mir Kraft, Heilung und Freude. Und nun gehe ich über die Wiese zurück und gelange zu einem* ***kniehohen Stein****. Auf diesen setze ich mich und schließe meine Augen ... Ich kann mich an alles genauestens erinnern. Ich zähle jetzt bis drei, dann* *bin ich wieder im Hier und Jetzt und fühle mich sehr sehr wohl. Eins, zwei, drei. Ich öffne meine Augen.*

Sie werden selbst bemerken, wie befreit Sie sich nach solch einer Rückführung fühlen, bei der Sie eine Disharmonie mit einer Person auflösen konnten. Und vielleicht werden Sie angenehm überrascht sein, wie die betreffende Person sich Ihnen gegenüber nun verhält. Auch Ihre eigenen negativen Gefühle jener Person gegenüber können aufgehoben sein.

Sie können auf diese Weise selbst nachträglich noch Disharmonien auflösen mit Personen, die bereits verstorben sind. Im Jenseits werden Sie sich beim Wiedertreffen sowieso vergeben, denn Sie werden erkennen, warum und aus welchen Gründen diese Disharmonien zwischen Ihnen bestehen mussten. Doch warum warten, bis man ins Jenseits kommt? Denn löst man im gegenwärtigen Leben schon seine unliebsamen Disharmonien auf, befreit man sich bereits jetzt von einer die Seele belastenden Bürde.

Befreiung von Schuldgefühlen

Oft tragen wir Schuldgefühle mit uns herum, die uns ein Leben lang belasten. Vielleicht haben wir jemanden betrogen, hintergangen, belogen, oder wir haben gestohlen, falsches Zeugnis abgelegt, die Unwahrheit gesagt, ein Versprechen nicht eingelöst, haben ein Ungeborenes abgetrieben oder anderes. Dies sind alles menschliche Irrungen, mögen sie aus Kalkül, aus Not, aus Versehen oder spontan geschehen sein. Es ist gleichgültig. Schuldgefühle lassen sich nicht einfach wegschieben, sondern wir tragen sie oft ein ganzes Erdenleben als unliebsame Last mit uns herum. Doch durch Rückführungen vermögen wir uns davon zu befreien. Nehmen wir als Beispiel die Schuldgefühle, die wir wegen eines abgetriebenen Kindes in uns tragen.
Sie gehen auf die gleiche Weise, wie oben beschrieben, nach dem Countdown von 10 bis 1 über die **Wiese** und legen sich dann ins **Wolkenbett.**

Mein Höheres Selbst ist nun bei mir. »Ich bitte dich, liebes Höheres Selbst, mich nun dorthin zu führen, wo die Seele meines ungeborenen Kindes jetzt weilt.«

Und das Höhere Selbst nimmt mich an die Hand. Wir gleiten durch eine Wolkenwand hindurch und befinden uns auf einmal auf einer wunderschönen grünen Wiese, viel schöner, als ich je eine auf Erden gesehen habe ... Und ich erblicke ein Kind, das auf mich zugelaufen kommt. Ich weiß, dass es mein geliebtes Ungeborenes ist. Ich breite die Arme aus ... und halte nun mein Kind in den Armen. Ich küsse es. Bitte, liebes Mädchen (oder lieber Junge), vergib mir, dass ich dich damals nicht zur Welt kommen lassen wollte oder konnte.

Erklären Sie jetzt dem Kind wieso. Es wird es verstehen und wird Ihnen antworten und Sie von aller Schuld freisprechen, ja, es wird Ihnen vielleicht sogar erklären, dass Ihre damalige Entscheidung schon geplant war, dass Sie diese vorher im Jenseits festgelegt und mit dieser Seele abgesprochen hatten, um aus Lerngründen Schuldgefühle mit sich herumzutragen. Vielleicht wird Ihnen dieses Kind jetzt sagen, dass es mit seiner Seele noch gar nicht im Mutterbauch angekommen war, sondern nur der Embryo oder der Fötus als noch seelenloser Körperteil entfernt wurde.

Wenn sich Ihre Schuldgefühle nicht sofort vollkommen aufgelöst haben sollten, dann gehen Sie wie folgt vor:

»Bitte, liebes Höheres Selbst, reiche mir den **goldenen Kelch** *der Liebe, der Vergebung, der Schuld und Leidauflösung.« Und ich nehme diesen Kelch in meine beiden Hände. »Ich reiche dir, mein liebes Kind, diesen Kelch. Bitte vergib mir, dass ich dich nicht zur Welt kommen ließ. Doch so du irgendwann wieder mich als deine Mutter oder deinen Vater aussuchen solltest, dann bist du herzlich willkommen, und ich werde dir meine ganze Liebe zukommen lassen« ... Und nun trinke ich selbst aus diesem Kelch und sage zu mir: »Diese Flüssigkeit löst jetzt meine ganzen Schuldgefühle dem Kind und mir gegenüber auf. Ich bin jetzt frei von diesen Schuldgefühlen. Ja, ich bin frei ... Auf Wiedersehen, mein geliebtes Kind. Vielleicht werden wir uns ja noch in dem gegenwärtigen Leben oder in einem späteren Leben wiedertreffen. Doch auf jeden Fall werden wir uns wiedersehen, ob auf Erden oder in der Herrlichkeit des Jenseits. Ich liebe dich. Auf Wiedersehen.«*

Und mit einem Male befinde ich mich wieder im ***Wolkenbett.*** *Ja, ich bin nun frei von jenen so lange mit mir herumgetragenen Schuldgefühlen. Die* ***goldenen Strahlen*** *füllen mich an mit Liebe, Freude, Heilkraft, Selbstsicherheit und Harmonie. Ich bedanke mich bei meinem Höheren Selbst für die Hilfe ... Und mit einem Mal bin ich wieder auf der* ***Wiese.*** *Dort ist die* ***Heilquelle*** *...* (Und dann wie oben im Text zurück ➢ **kniehoher Stein...** ➢ ins **Hier und Jetzt.**)

Wenn noch Schuldgefühle gegenüber Verstorbenen bestehen sollten, dann lassen Sie sich vom Höheren Selbst in das Jenseits geleiten, wo Sie jener Seele begegnen und dieser in gleicher Weise wie oben beschrieben den goldenen Kelch reichen und um Vergebung bitten oder aber vergeben.
Fühlen Sie sich jedoch wegen irgendeines Verhaltens oder einer Entscheidung schuldig, dann gehen Sie in Begleitung des Höheren Selbst zu jener geschädigten Person oder in die damals stattgefundene Situation. Reichen Sie ihr den goldenen Kelch, und sprechen Sie aus, für was Sie sich entschuldigen wollen. Vor allem trinken Sie selbst aus

diesem Kelch, und sagen Sie zu sich, indem Sie sich mit Ihrem Vornamen ansprechen: »*..., trinke davon, damit du jetzt ganz von diesen Schuldgefühlen befreit bist ... Jetzt bin ich endlich frei von diesen Schuldgefühlen. Ja, ich bin frei. Hurra!*«

Wie Sie sich von Trauer lösen

Haben Sie sich in den Alphazustand versetzt, und befinden Sie sich mit der oben beschriebenen Methode im Wolkenbett, dann können Sie mit dem Höheren Selbst direkt in Situationen des heutigen Lebens zurückgehen.
Trauern Sie zum Beispiel um den Verlust einer geliebten oder Ihnen sehr nahestehenden Person, die durch Unfall, Krankheit oder Alter »hinübergegangen« ist, so kann diese Trauer Sie nicht nur seelisch belasten, sondern Sie auch seelisch und sogar körperlich erkranken lassen. Doch falls Sie sich schon länger mit spirituellen Themen befasst haben sollten, wissen Sie, dass die Todesstunde eines jeden schon feststeht, bevor man auf die Erde kommt, ganz egal, auf welche Art ein Erdenleben endet. Und eine andere Wahrheit besteht darin, dass Sie

alle geliebten Personen, ja auch Ihre geliebten Tiere im Jenseits oder sogar schon als erneut Inkarnierte wiedertreffen werden. Denn wo die göttliche Liebe waltet, geht nichts verloren. Die Liebe addiert sich, nur die Lieblosigkeit wird immer weniger mit jedem Leben. Doch um sich von Ihrer Trauer zu befreien, gehen Sie folgendermaßen vor, nachdem Sie im Alphazustand im **Wolkenbett** liegen.

»Liebes Höheres Selbst, ich weiß, du bist jetzt bei mir. Ich möchte mich nun von meiner Trauer über den Tod von X (Nennung des Namens) trennen. Bitte führe mich zu X, wo immer sie/er jetzt ist.« Und das Höhere Selbst nimmt mich an der Hand. Wir schweben durch eine dünne Wolkenwand hindurch, gleiten über ein breites Wolkenfeld hinweg und gelangen zu einer wunderschönen Wiese. Und vor mir steht auf einmal X, und zwar in einem neuen und heilen Körper. (Hinweis: Wenn jemand im Alter gestorben ist, wird diese Person sich nun meist in der Blüte ihrer Jahre befinden, also etwa zwischen zwanzig und dreißig. Doch einige Verstorbene zeigen sich auch in dem Alter, in welchem sie sich zuletzt befunden hatten, als sie noch

gesund waren, damit Sie sie wiedererkennen können.)

»Liebe(r) X, ich freue mich, dich wiederzusehen. Du darfst jetzt die Freuden und die Schönheit des Jenseits genießen. Mir ist es bisher schwergefallen, dich nicht mehr an meiner Seite oder in meinem Erdenleben zu wissen. Ich habe sehr um dich getrauert. Aber nun weiß ich, dass du ja gar nicht wirklich gestorben bist. Denn den Tod, wie wir Menschen ihn meist noch verstehen, den gibt es ja eigentlich gar nicht. Man geht nur in eine andere höhere und noch viel schönere Dimension der göttlichen Schöpfung. Irgendwann wird auch mein Abschied auf Erden kommen. Dann werde ich sicherlich für einige Zeit ebenfalls hier sein. Und wenn du dann noch hier sein solltest, dann können wir gemeinsam durch diese schöne Welt spazieren, und du kannst mir alles zeigen. Ich freue mich, dass es dir so gut geht. Nun weiß ich, dass du weiterlebst. Ich brauche nicht mehr zu trauern. Und vielleicht, wenn du möchtest, kannst du mich ja, wenn auch für mich unsichtbar, besuchen und mir dann ein Zeichen deiner Gegenwart geben, zum Bespiel durch einen bestimmten Geruch, ein

Streicheln oder ein Küsschen auf meine Wange oder aber auch durch einen liebevollen telepathisch vermittelten Gruß, so dass ich weiß, dass du gerade bei mir bist. Ja, vielleicht kannst du mir auch hin und wieder, so du möchtest oder darfst, einen Hinweis geben oder mich vor einer Gefahr warnen. Ich möchte dich ganz herzlich umarmen und dir sagen, dass ich dich liebe ... Ich trauere nicht mehr, dass ich dich auf Erden verloren habe, denn ich weiß, du lebst, und wir werden uns wiederbegegnen. Lass dich nochmals umarmen.« ... Und ich kehre jetzt zurück zum Wolkenbett zu meinem Höheren Selbst ... Ich bitte mein Höheres Selbst, mich aus dem goldenen Kelch einen kräftigen Schluck nehmen zu lassen, denn die Flüssigkeit darin hat auch die Kraft, alle Trauer aufzulösen. Ich trinke nun von dieser Flüssigkeit ... und gebe den Kelch an das Höhere Selbst zurück. Ja, ich bin jetzt frei von meiner Trauer um X ... Ich kehre nun auf die irdische Wiese zu der Heilquelle zurück ... ➢ kniehoher Stein ... ➢ Hier und Jetzt.

Genauso, wie Sie die hinübergegangene Person nun in der jenseitigen Welt wiederzutreffen vermögen, können Sie auch einem Ihnen in Liebe verbundenen Tier wiederbegegnen, über dessen Verlust Sie trauern. Denn auch Ihre geliebten Tiere werden Sie nach Ihrem eigenen Ableben alle wiedertreffen. Dies ist eine besondere Liebesbezeugung der göttlichen Schöpfung. Wen oder was wir sehr geliebt haben, ob eine Person oder ein Tier, die oder das bleibt uns erhalten.

Wie Sie sich von Trennungsschmerz befreien können

Manche Menschen müssen durch Trennungen hindurchgehen, die sie sehr intensiv leiden lassen. Oft ist einer der Partner fremdgegangen, was der Liebe, dem Vertrauen, der Selbstsicherheit, vielleicht sogar dem Stolz einen Stich ins Herz gab. Zunächst entschließ man sich häufig, sich von jenem Partner zu trennen, weil es einem unmöglich erscheint, mit dieser vielleicht lange geliebten Person weiterhin zusammenleben zu können. Und nachdem diese Trennung erfolgt ist, trauert man dem Partner lange nach, oder man hat sogar Wut- und Rachegefühle. Auf jeden Fall ist man entweder von Trauer, von

Gekränktsein, von Selbstzweifeln oder Wut oder von allem zusammen innerlich aufgebracht. Doch wer sich schon länger mit spirituellen Themen beschäftigt, weiß, dass das ganze Leben nur ein Spiel ist, ein Spiel in der Schule des Lebens. Die allgemeinen, aber auch die privaten Spielregeln sind, bevor man inkarnierte, bereits festgelegt worden. Vielleicht muss man aus karmischen Gründen erleben, dass ein Partner auf einmal fremdgeht oder sich ganz einer anderen Person zuwendet. Wahrscheinlich haben wir in einem früheren Leben ebenfalls unseren Partner für eine andere Person verlassen und ihm dadurch größte Herzenspein bereitet. Nun haben wir uns im Jenseits bei der Vorbereitung für das gegenwärtige Leben vorgenommen, erleben zu wollen, wie es ist, von dem Partner betrogen oder auch ganz verlassen zu werden. Und in vielen Fällen wird es auch so sein, dass Sie sich schon dort jenen zukünftigen Partner ausgesucht haben und ihn darum baten, dass er diese Partnerschaft durch Fremdgehen in Gefahr bringen oder sich dann ganz daraus lösen soll. Wir benötigten diese Erfahrung, vielleicht auch, um uns zu beweisen, dass wir in unserem Lebenswillen nicht

aufgeben, sondern Stärke und Zuversicht zeigen können. Und vielleicht haben wir uns ja im Jenseits auf diese Trennung vorbereitet und uns für die Zeit nach unserer Trauerphase schon einen neuen Partner ausgesucht, der bereits unbewusst nach uns sucht. Wir leiden eigentlich nur aus Unwissenheit. Wenn wir wieder im Jenseits angekommen sein werden, wird uns das ganze Spiel des Lebens offenbart werden, und dann mögen Sie sich an den Kopf fassen und sagen: »Ach hätte ich doch nur gewusst, dass ich dieses Leid als seelisches Erleben benötigte und es mir selbst vorher ausgesucht hatte, dann hätte ich im Erdenleben nicht so sehr darunter leiden müssen.«
Sie begeben sich, um sich von diesem Schmerz zu lösen, nach dem Countdown und dem Gang über die Wiese wieder in das Wolkenbett.

Bitte, liebes Höheres Selbst, reiche mir den Kelch ... Ich nehme einen kräftigen Schluck daraus, damit ich jetzt viel Kraft und Liebe habe, um mit Mut vor X (Nennung des Namens) zu stehen ... Dann gebe ich den Kelch zurück. Nun geleite mich dorthin, wo ich X zum letzten Mal in Harmonie mit

mir gesehen habe. Und das Höhere Selbst nimmt mich an der Hand. Wir gleiten durch eine dünne Wolkenwand und schweben auf jene lange Wolkenwand mit den vielen Toren zu ... Jetzt stehe ich vor dem Wolkentor, hinter dem sich mein heutiges Leben befindet. Und das Höhere Selbst sagt: »Hier, nimm den gefüllten Kelch wieder in deine Hände ... Wenn bis drei gezählt wurde, ist dieses Tor geöffnet, und du stehst genau vor X, als du ihn bei einem der letzten Male getroffen hast. Eins, zwei, drei. Das Tor ist auf.«
Vor mir steht X. Ich gehe auf X zu. »Lieber X, auch wenn mir die Hintergründe noch nicht klar sind, warum du mir das angetan und mich verlassen hast, reiche ich dir den Kelch der Liebe, der Vergebung, der Leid- und Schuldauflösung und auch der Versöhnung. Zuerst möchte ich dir danken für all das Schöne und Bereichernde, dass ich mit und durch dich lernen durfte. Lass uns beide aus dem Kelch trinken ... Wenn ich dir je wehgetan habe, dann bitte vergib du mir. Und wo du mir wehgetan hast, da möchte ich dir vergeben. Ich weiß jetzt, dass alles genauso, wie es sich für uns gestaltet hat, sein sollte, damit wir daraus lernen. Ich spreche

dich jetzt von aller Schuld mir gegenüber frei ... Und ich spreche mich jetzt auch von aller Wut, Trauer, Eifersucht und allem Verletztsein frei ... Ich wünsche dir, lieber X, für deinen weiteren Lebensweg viel Liebe und Freude. Mögest du alle deine Lektionen und Aufgaben, die du dir für dieses Leben vorgenommen hast, erfüllen. Ja, wir werden uns spätestens im Jenseits wiedersehen und erfahren, warum wir zusammenkommen sollten und dann auch dieses Wiedervoneinandergehen erleben mussten. Ich liebe dich. Lebe und liebe wohl.«
Mit einem Mal befinde ich mich wieder vor dem Wolkentor bei meinem Höheren Selbst. Es sagt zu mir: »Trinke nun den ganzen Rest aus diesem Kelch, damit du ganz geheilt bist von deinem Trennungsschmerz.« Ich trinke nun den verbliebenen Inhalt aus ... und reiche den leeren Kelch zurück an das Höhere Selbst. Es sagt: »Jetzt sage dreimal ganz deutlich: ›Ich bin jetzt frei von meinem Trennungsschmerz, meiner Trauer, meinen Selbstzweifeln und meiner Angst vor dem Alleinsein.‹« Und ich spreche diesen Satz jetzt dreimal ...
Und mit einem Mal befinde ich mich wieder im Wolkenbett. Die göttliche Energie füllt mich ganz

an mit Freude, Liebe, Heilkraft, Selbstsicherheit und Harmonie. Ja, ich bin jetzt frei von allem Trennungsschmerz, und ich bin offen für alles, was meine Seele in diesem Leben noch erfahren soll und somit lernen darf. Ja, ich bin sogar frei für eine neue Beziehung. Ich liebe das Leben. Ich habe Lebensmut und Zuversicht. Und ich bin gespannt, was noch alles an Lebensaufgaben und Freude auf mich zukommen wird.
Und mit einem Mal befinde ich mich wieder auf der Wiese ... ➢ Heilquelle ... ➢ kniehoher Stein ... ➢ im Hier und Jetzt.

Natürlich gibt dieser Text nur eine Anleitung, doch Sie werden Ihre eigenen Formulierungen finden. In gleicher Weise können Sie die verschiedensten Stationen Ihres gegenwärtigen Lebens aufsuchen und sich vom Höheren Selbst jeweils den Kelch geben lassen, um irgendeiner Situation wiederzubegegnen, die für Sie unangenehm war und von der Sie sich verabschieden wollen. Es könnte vielleicht ein Unfall gewesen sein oder finanzielle Schwierigkeiten, eine falsch getroffene Entscheidung, ein Versagen, irgendein Schicksalsschlag oder irgendetwas, worüber Sie sich ärgern oder was Sie beunruhigt. Bedenken Sie, dass alles, was Sie erleben, kein Zufall ist. Alles hat einen höheren Sinn. Davon war auch Jesus überzeugt, der sagte: »Es gibt kein Haar auf einem Kopf, das bei Gott nicht gezählt ist.« Und Sie können Ihr Höheres Selbst im Wolkenbett oder, wenn die Kommunikation mit ihm bereits sehr gut ist, in der Meditation fragen, warum Ihnen dies oder jenes passieren sollte. Sie können sich anschließend den goldenen Kelch geben lassen, ihn jener Situation reichen, dann selbst daraus trinken und sagen:

»Ich weiß zwar nicht, warum ich das erleben sollte. Aber ich bin mir sicher, dass es nicht zufällig geschehen ist. Ich verabschiede mich jetzt von dieser Situation. Sie wird mich in Zukunft nicht mehr belasten.«

Um solch eine Gegenprogrammierung wirkungsvoll zu verstärken, wiederholen Sie diesen Satz mehrere Male.
Und nach der Rückkehr vor das Wolkentor, im Wolkenbett oder in der Meditation können Sie

auch fragen, ob für das ein oder andere Problem eine Rückführung in frühere Leben notwendig ist - mit oder ohne Rückführungsleiter -, um sich für immer davon zu lösen.

Die Zusammenhänge zwischen dem heutigen und dem vorausgegangenen Leben erkennen

Das Aufsuchen des vorausgegangenen Lebens

Es ist sehr nützlich, sich das dem heutigen vorausgegangene Leben anzusehen, da noch viele enge Verbindungen von diesem zum jetzigen Leben bestehen. Denn die Aufgaben, die wir im jenem Vorleben nicht zu Ende geführt haben, werden wir versuchen, im heutigen zu bewältigen. Im Wolkenbett werden Sie Ihr Höheres Selbst bitten, Sie in jenes vorausgegangene Leben zu geleiten und einige Begebenheiten erleben zu lassen, jedoch ohne Sie mit allen Gefühlen in jene Situationen zu führen, die für Sie ganz schrecklich gewesen waren, wie zum Beispiel eine Erschießung, ein Totschlag, ein Verkehrsunfall oder eine qualvolle Krankheit im Endstadium. Aber Sie werden sich unmittelbar nach Ihrem damaligen Tod erleben, um festzustellen, dass man danach bei vollem Bewusstsein als Geistseele weiterlebt. Dies wird Ihnen im heutigen Leben die Angst vor dem Tod nehmen. Sie werden sich mit der folgenden Anleitung Ihr voriges Leben aus der Retrospektive betrachten können. Versetzen Sie sich mit der Countdown-Methode in den Alphazustand, gehen Sie dann über die Wiese, um schließlich in das Wolkenbett zu gelangen. Zuvor laden Sie sich mit der göttlichen Energie ganz auf und hüllen sich in diese ein, denn dies bietet Ihnen Schutz, um nicht von niedrig schwingenden Energien belästigt zu werden.

Ich liege nun im Wolkenbett. Die göttliche Energie hüllt mich ein und beschützt mich. Ich fühle, wie mein Höheres Selbst jetzt bei mir ist. »Ich danke dir, dass du immer bereit bist, mir zu helfen, mich durch höhere Erkenntnisse zu einem vollkommen glücklichen Menschen zu entwickeln. Ich möchte dich jetzt bitten, mich zu dem Zeitpunkt kurz nach meinem Tod in dem unmittelbar vorausgegangenen Leben zu führen, damit ich mich dann daran erinnern kann, was ich anschließend erlebt habe. Und ich bitte dich, mir dann auch zu erklären, welche Aufgaben ich vollendete und welche noch unvollendet blieben. Welche habe ich mir nun für das heutige Leben vorgenommen?« Und das Höhere Selbst nimmt mich an die Hand. Wir

schweben durch die dünne Wolkenwand hindurch, überqueren ein langes breites Wolkenfeld und stehen auf einmal vor dem Tor, das sich links neben meinem Tor in das heutige Leben befindet ... Und das Höhere Selbst sagt: »Gleich wird bis drei gezählt, und dann ist dieses Tor geöffnet, und du befindest dich in jenem vorausgegangenen Leben, und zwar in dem Augenblick, in dem du dieses Leben gerade verlassen hast. Und du erblickst deinen zurückgelassenen Körper unter dir. Eins, zwei, drei. Das Tor ist auf.«
Ich sehe meinen leblosen Körper unter mir liegen. Ich weiß auf einmal, woran oder wodurch ich gestorben bin. Ich fühle mich sehr wohl. Ich weiß, wie alt ich geworden bin. Auf einmal weiß ich meinen vollen Namen, Vor- und Zunamen. Ich weiß, in welchem Jahr, auch an welchem Tag, in welchem Monat und an welchem Ort ich gestorben bin. Und nun möchte ich wissen, was meine Haupttätigkeit gewesen war. Auf einmal weiß ich, womit ich mich beschäftigt hatte. Ich beobachte mich jetzt bei meiner Tätigkeit ... War ich verheiratet gewesen? Auf einmal weiß ich, wenn ja, mit wem. Wie hieß mein Ehepartner? Hatten wir Kinder? Ich

weiß jetzt plötzlich alles, was meine engste Familie betrifft ... Wie stand ich zu meinen Eltern? ... Auf einmal sehe ich Szenen mit ihnen vor meinem geistigen Auge, denn ich erinnere mich an alles ... Was waren meine Krankheiten? ... Ich weiß es auf einmal ... Was waren meine Schicksalsschläge? Jetzt weiß ich es ... Wen habe ich von allen mir Nahestehenden am meisten geliebt? Nun sehe ich diese Person vor mir ... Was war unser schönstes Erlebnis? ... Was waren meine Lieblingsbeschäftigungen? ... Wie hielt ich es mit der Religiosität? ... Glaubte ich an ein Leben nach dem Tod und an eine mögliche Wiedergeburt? ... Wohin bin ich überall gereist und warum? ... Was waren meine besonderen Fähigkeiten? ... Vor was habe ich Angst gehabt? ... Wie war mein Charakter? ... Welche Überschrift würde ich jetzt meinem Leben geben? ... Fällt mir spontan ein Satz ein, der beginnt mit »Ich will nie wieder ....« oder »Ich möchte wieder ...«

Auf einmal befinde ich mich wieder vor dem Wolkentor bei meinem Höheren Selbst und kann mich an alles genauestens erinnern. Und ich frage: »Was war in jenem Leben meine wichtigste Aufgabe? ...

Habe ich diese erfüllt? ... Muss ich an dieser im heutigen Leben noch weiterarbeiten? ... Welchen Personen aus jenem Leben begegne ich im heutigen Leben wieder? ... Warum kommen wir zusammen? ... Habe ich an irgendeiner Person noch etwas wiedergutzumachen? ... Um welche dieser Personen sollte ich mich besonders kümmern? ... Was sollte ich in jenem Leben lernen? ... Wovor hatte ich mich gedrückt? ... Habe ich mich mit irgendeiner Schuld belastet? Wenn ja, mit welcher? ... Welche Programmierungen aus jenem Leben wirken sich auch noch in meinem jetzigen aus? ... Wäre es ratsam, mir dieses Leben in einer begleiteten Rückführungstherapie nochmals genauer anzusehen, um womöglich Schuldgefühle und unliebsame Programme aufzulösen? ...« (Hinweis: Wenn Ihnen spontan noch andere Fragen in den Sinn kommen, dann bitten Sie darum, diese auch beantwortet zu bekommen.)

Und mit einem Mal befinde ich mich wieder im Wolkenbett. Ich kann mich an alles erinnern, was ich erlebt und erfahren habe. Die goldenen Strahlen haben mich angefüllt mit Freude, Liebe, Heilkraft, Selbstsicherheit und Harmonie. ... Und plötzlich befinde ich mich wieder auf der Wiese. ... ➣ Heilquelle ... ➣ kniehoher Stein ... ➣ zurück im Hier und Jetzt.

Das Zwischenleben vor dem heutigen Leben

Sie hätten vor der Rückkehr zum Wolkentor und zum Höheren Selbst auch gleich weitergehen und das Jenseits aufsuchen können, also jenen Zwischenzustand, in welchem wir verweilen, bis wir uns zur Inkarnation in das heutige Leben entschließen. Ich trenne trotzdem diese Rückkehr in das vorausgegangene Leben von dem anschließenden jenseitigen Leben, da die vorausgegangenen Eindrücke vielleicht schon so facettenreich waren, dass zusätzliche Begebenheiten und Erfahrungen im Jenseits jene aus dem Erdenleben wieder in Vergessenheit geraten lassen könnten.

Eigentlich müssten wir das Erdenleben als »Zwischenleben« bezeichnen, denn das Jenseits ist unser eigentliches Zuhause, bevor wir in noch höhere Daseinsebenen zurückkehren. Mit jeder Inkarnation begeben wir uns weg von diesem Zuhause und bereisen ein neues oder uns schon bekanntes Land, ähnlich wie bei einer Bildungsreise. Denn es gilt, mit jeder dieser Reisen unsere Liebesfähigkeit zu erhöhen. Wir haben zugunsten einer Allliebe unser Ego immer mehr aufzugeben, denn mit den ersten Inkarnationen werden wir mit einem großen Ego auf die Erde geschickt. Was immer wir infolgedessen dort gegen die Liebe ausführen, wird von uns umgekehrt in einem weiteren Erdenleben in ähnlicher Weise erfahren werden müssen, bis wir schließlich nicht mehr aus dem Jenseits auf den Erdenglobus zurückzukehren brauchen, da wir uns zu liebevollen Seelen entwickelt haben.

Oder, um ein anderes Beispiel anzuführen, das Jenseits können wir mit dem Festland vergleichen. Dort haben wir uns entschlossen, an Tauchexpeditionen im Meer teilzunehmen, und die Unterwasserwelten sind die irdischen Welten. Wir werden auf dem für uns ausgesuchten Expeditionsschiff mit einem Taucheranzug, mit Maske, Sauerstoffflasche und Schnorchel ausgestattet, um unter Wasser unsere Aufgaben erledigen zu können. Wir sind jedoch mit einem für uns nicht sichtbaren silbernen Kabel, der Silberschnur, mit der Schiffsbesatzung verbunden. So wissen der

Geistführer und andere jenseitige Freunde genau, wo wir uns aufhalten, was wir erleben und sogar was wir denken und wie wir uns fühlen. Doch sobald wir ins Wasser getaucht sind, haben wir vergessen, dass wir eigentlich auf dem Festland leben. Wir glauben unwissentlich, dass die Unterwasserwelt ganz die unsrige sei und dass unser sicht- und ertastbarer Taucheranzug, den wir an uns und an anderen Tauchern wahrnehmen und mit dem wir uns identifizieren, der eigentliche sei. Wir glauben, dass dieser bei unserem Ableben dann im Wasser verbleibt, dort zerfällt oder von den Fischen verzehrt wird. Nur wenigen von uns ist es vergönnt, mittels dieses Kabels bewusst in Verbindung mit der Besatzung des jeweiligen Expeditionsschiffes zu treten. Doch diese wenigen haben die Möglichkeit, anderen mitzuteilen, dass wir uns eigentlich alle nur auf einer jeweils privaten Tauchexpedition befinden und dass es nach Beendigung des Programms wieder ein Hinauftauchen in eine andere Dimension gibt, in der es sich viel leichter leben lässt. Wir lassen dann unseren Taucheranzug zurück und kehren auf das Expeditionsschiff und dann ans Festland zu unseren lieben, vertrauten

Personen zurück. Wenn wir uns das dem heutigen Leben unmittelbar vorausgegangene Zwischenleben ansehen, werden wir eine ganz andere Lebenseinstellung erhalten. Denn wir haben dann wieder in Erfahrung bringen können, dass wir den irdischen Tod überlebt haben, dass unsere Geistseele unsterblich ist, dass wir weiterhin alle Menschen und Tiere, die wir liebten, wieder lebendig in vollendeter Gestalt wiedertreffen, ja, dass das Erdenleben nur ein kleiner Ausschnitt aus unserem langanhaltenden Seelenleben ist - es ist einfach nur ein Ausflug, von dem wir, um zahlreiche Erfahrungen reicher, in unsere jenseitige Heimat zurückkehren. Und wir dürfen die Rückkehr in unsere Heimat so erleben, als ob es das erste Mal wäre, dass wir heimkehren, denn wir haben mit dem Eintritt auf die irdische Daseinsebene vollkommen vergessen, woher wir kamen. Diese »narkotisierte« Erinnerung löst sich auch nur langsam auf, so dass wir uns erst allmählich wieder daran erinnern, dass wir schon viele, viele Male in die jenseitige Welt zurückgekehrt sind und sich dort unser eigentliches Zuhause befindet. Nachdem wir diese Eindrücke bei einer Rückführung wieder erfahren haben, werden wir ein erweitertes Daseinsgefühl bekommen. Wir wissen nun: Wir haben uns selbst das gegenwärtige Erdenleben ausgesucht, um genau jene Erfahrungen zu sammeln, die für unser Seelenwachstum als notwendig oder gewollt angesehen worden sind. Deshalb ist alles, was wir erleben, als Bereicherung an Seelenerfahrung anzusehen. Wenn wir uns entschieden haben sollten, auf Erden Lieblosigkeit zu erleben, dann erfahren wir jetzt durch die Gespräche mit unseren jenseitigen Freunden oder mit dem Geistführer, dass dies neben dem karmischen Ausgleich auch dazu diente, die Sehnsucht nach Liebe in uns zu mehren. Denn die Seele befindet sich bei ihren Reinkarnationen auf dem langen Weg, mittels Erderfahrungen ganz zur Liebe hin konditioniert zu werden. Wie schon gesagt: Alles Erlebte hat einen Sinn. Wenn wir Einsamkeit oder Verlassenwerden auf Erden durchleben müssen, dann wächst unsere Seele an dieser Erfahrung. Sie lernt, was es bedeutet, an Einsamkeit zu leiden, und somit wird unsere Seele um diese Erfahrung bereichert. Wenn wir dann in einer nächsten Inkarnation auf Erden wandeln, werden wir dank der gesammelten Erfahrungen Mitgefühl für jene

empfinden, welche die Seelenerfahrung Einsamkeit durchleben. Alles Leid auf Erden dient unserer Seele, das Mitgefühl für andere in uns zu mehren. Und das meiste Leid, das wir erfahren, resultiert aus vorausgegangenen Leben, in denen wir noch abgestumpft waren und wenig oder kein Mitgefühl für andere empfinden konnten.
Der Text, den Sie sich nun selbst vorsprechen oder auch zuflüstern, um das Jenseits aufzusuchen, könnte - nachdem Sie sich wieder im Wolkenbett befinden - folgendermaßen lauten:

Ich liege nun im Wolkenbett. Die göttliche Energie hüllt mich ein und beschützt mich. Ich fühle, wie mein Höheres Selbst jetzt bei mir ist. »Ich danke dir, dass du immer bereit bist, mir zu helfen, mich durch höhere Erkenntnisse zu einem vollkommen glücklichen Menschen zu entwickeln. Ich möchte dich jetzt bitten, mich zu dem Zeitpunkt kurz nach meinem Tod in dem unmittelbar vorausgegangenen Leben zu führen, damit ich mich dann daran erinnern kann, was ich anschließend erlebt habe.« Und das Höhere Selbst nimmt mich an die Hand. Wir schweben durch die dünne Wolkenwand hindurch,

überqueren ein langes breites Wolkenfeld und stehen auf einmal vor dem Tor, das sich links neben meinem Tor in das heutige Leben befindet ... Und das Höhere Selbst sagt: »Gleich wird bis drei gezählt, und dann ist dieses Tor geöffnet, und du befindest dich in jenem vorausgegangenen Leben – und zwar in dem Augenblick, in dem du dieses Leben gerade verlassen hast. Und du erblickst deinen zurückgelassenen Körper unter dir. Eins, zwei, drei. Das Tor ist auf.«
Ich sehe meinen leblosen Körper unter mir liegen. Ich weiß jetzt ganz genau, wer ich bin und kann mich an alles erinnern ... Wie fühle ich mich jetzt nach dem Austritt aus meinem Erdenkörper, nachdem ich realisiere, dass ich ja gar nicht gestorben bin, sondern mit vollem Bewusstsein weiterlebe? ... Ist jemand bei meinem Leichnam? ... Was möchte ich jetzt den Trauernden am liebsten sagen? ... Wer kommt auf einmal angeschwebt und holt mich ab? ... Wie ist diese Begegnung? ... Vertraue ich dieser Person? ... Wo werde ich nun hingeleitet? ... Wie sieht es dort aus? ... Ich schaue mich überall um ... Was ist hier anders als auf der Erde? ... Was ist mein nächstes überraschendes Erlebnis? ... Wen

treffe ich von den mir Nahestehenden wieder? ... Wie begegnen wir uns? ... Was erlebe ich weiterhin? ... Und jetzt möchte ich erleben, wie ich von meiner Kernfamilie in dieser prachtvollen Welt empfangen werde ... Wen erkenne ich unter ihnen aus dem soeben beendeten Erdenleben wieder? ... Wie viele Seelen sind wir dort? ... Wem von ihnen bin ich nicht nur in dem vergangenen Leben, sondern auch schon in weiteren früheren Leben begegnet? ... Hatten wir vereinbart, aus dem Miteinander zu lernen? ... Hatten wir auch die Geschlechter vertauscht? ... Mit wem aus unserer Kernfamilie war ich schon einmal als Liebespaar verbunden? ... Hatten wir jeweils vor einer Inkarnation verabredet, uns dann im Erdenleben zu begegnen? ... War auch schon festgelegt, dass wir Kinder haben würden oder dass wir uns wieder trennen sollten? ... Wie steht es bei uns »Jenseitigen« um die Eifersucht? ... Lachen wir öfter über die Kurzsichtigkeit der Irdischen? ...

Ich lasse mir weiterhin diese wunderschöne Heimat zeigen ... Ja, ich kann mich allmählich wieder an vieles erinnern ... Wo wohne ich jetzt beziehungsweise wo halte ich mich am längsten auf? ... Habe ich ein eigenes Zuhause? Wenn ja, wie sieht es aus? ... Über was freue ich mich am meisten? ... Bin ich auch Tieren begegnet? ... Welche Pflanzen sind hier den irdischen gleich oder ähnlich, und welche sind hier ganz anders? ... Wie sehen die Landschaften aus? ... Was sind meine Lieblingsbeschäftigungen? ... Und auf einmal begegne ich jenem Geist, der mich auf Erden unsichtbar begleitete. Ist dieser ein Mann oder eine Frau? ... »Wie heißt du? ... Bitte erkläre mir, was in jenem Leben meine Unvollkommenheiten waren oder worin ich gefehlt habe! ... ... Wie und bei welchen Situationen hätte ich richtiger reagieren oder handeln müssen? ... Gegen welche Person habe ich mich am meisten verschuldet? ... Wie kann ich das wiedergutmachen?« (Diese Unterhaltung ist sehr wichtig. Es wird Ihnen noch vieles einfallen, was Sie zusätzlich fragen wollen. Lassen Sie sich Zeit.)

Wohnte ich - unsichtbar für die Irdischen - der Beerdigung meines abgelegten Erdenkörpers bei? ... Wenn ja, dann erlebe ich jetzt diese Bestattung ... Kann ich dort die Gedanken der Anwesenden lesen? ... Wer trauert am meisten um mich? ... Was würde ich den Trauernden jetzt am liebsten sagen?

... Begebe ich mich noch öfter unsichtbar auf die Erde? Wenn ja, zu wem? ... Kann ich irgendetwas bewirken? ... Wie denke ich jetzt über die Menschen? ... Ja, wie hätte mein Leben damals wohl ausgesehen, wenn ich das, was ich jetzt weiß, auch damals schon gewusst hätte? ... Hätte ich mich dann noch über Dinge ärgern können? ... Hätte ich dann vielleicht noch weiterhin Lebensängste, Minderwertigkeitskomplexe oder ein Geltungsbedürfnis gehabt? Oder hätte ich das Hinscheiden von mir Nahestehenden noch als derart tragisch empfunden? ... Habe ich in dieser so außerordentlich schönen Heimat, jenem Jenseits, das eigentlich das Diesseits genannt werden müsste, auch neue Aufgaben übernommen? Wenn ja, welcher Art? ... Was bereitet mir die größte Freude? ... Wie denke und handele ich jetzt? Ganz anders als auf Erden? ... Gibt es hier noch Ablehnung, Wut, Hass, Neid, Eifersucht, Einsamkeit oder Trauer? ... Wenn ich wieder als inkarnierte Seele auf die Erde zurückkehre, welches Wissen würde ich dann gerne mitnehmen? ... Ich weiß jetzt, dass ich in Wirklichkeit Bürger dieser höheren Welt bin, mich jedoch auf Erden quasi als Tourist aufhalte.

Ist die göttliche Schöpfung, die die Seelenentwicklung auf dem Prinzip der Liebesvermehrung aufgebaut hat, nicht eigentlich überwältigend, so dass man aus dem Staunen kaum noch herauskommt? ... Muss man nicht Gott, dem Schöpfer, für alles dankbar sein? ... Und wenn ich zurücksehe auf meine vielen Sorgen in jenem Leben, wie würde ich sie aus höherer Sicht nun einordnen? Welche Wertigkeit würde ich ihnen beimessen? ...
Und mit einem Mal befinde ich mich wieder im Wolkenbett. Ich kann mich an alles erinnern, was ich erlebt und erfahren habe. Die goldenen Strahlen haben mich angefüllt mit Freude, Liebe, Heilkraft, Selbstsicherheit und Harmonie. ... Und plötzlich befinde ich mich wieder auf der Wiese. ... ➢ Heilquelle ... ➢ kniehoher Stein ... ➢ zurück im Hier und Jetzt.

Sie können die ganzen Selbstrückführungen auch auf einen Tonträger sprechen und nach jeweils einem Satz die Aufnahme anhalten. Nachdem Sie die Fragen beantwortet und Ihre Erlebnisse festgehalten haben, können Sie den Text ein Stück weiterlaufen lassen, dann wieder anhalten usw.

Oder Sie könnten auch jemanden bitten, Ihnen den Text langsam vorzulesen. Sie heben den einen Arm, wenn der Vorlesende anhalten soll, und Sie heben den anderen Arm, wenn er weiterlesen soll. Auf diese Art könnten Sie ebenfalls alles erleben, was in diesem Buch beschrieben wird.

Einsicht in Ihren Lebensplan

Wie schon erwähnt haben wir vor unserem Inkarnationsprozess die Planung für das bevorstehende Erdenleben festgelegt, und zwar mit der beratenden Hilfe von Mitgliedern unserer jenseitigen Kernfamilie, von unserem Geistführer oder von anderen Beratern. Letztere mögen uns auch geraten haben, nicht zu viele karmische Lasten auf einmal abtragen zu wollen, sondern auch die schönen Seiten eines Erdenlebens zu genießen, damit eine Mischung aus Aufgabenerfüllung und Lebensfreude entsteht. Denn, wie die weise Elisabeth Kübler-Ross wusste: *Keiner erhält mehr, als er ertragen kann.* Und ich will diesen Satz noch erweitern: Keiner erhält mehr, als er sich zu tragen vorgenommen hat. Nur ganz Ehrgeizige haben sich, um all ihr Karma auf einmal abzutragen, überfrachtet, so dass sie ein Schicksalsschlag nach dem anderen heimsucht. Oder sie haben sich einem Bestrafungsmechanismus unterzogen, um sich für ihre Missetaten aus früheren Leben selbst zu bestrafen. Doch wie unser Lebensplan auch immer zustande gekommen sein mag, so haben wir diesem auf jeden Fall zugestimmt. Somit ist alles, was wir auf Erden erleben, von uns eingesehen und als notwendig akzeptiert worden. Denn unser freier Wille wird immer respektiert. Niemandem können wir eine Schuld zuweisen, denn wir haben diese Umstände ja selbst gewollt, selbst dann, wenn wir unschuldig von anderen Menschen oder sogar vor Gericht verurteilt werden. Wenn wir überhaupt jemandem die Schuld zuweisen wollten, dann nur uns selbst. Wir sind also zusätzlich zu allen Programmierungen aus früheren und dem heutigen Leben auch von dem Lebensplan geprägt, dem wir unbewusst zu folgen haben.

Im Erdenleben bleibt uns die Einsicht in unsere Lebensplanung normalerweise versagt, denn wir spielen die Rollen, die wir aus höherem Ermessen für uns selbst – mit der Hilfe jenseitiger Berater –

geschrieben haben. Im Erdenleben bleibt uns also die Einsicht in die Planung versagt, es sei denn, wir erhalten vom Höheren Selbst die Erlaubnis, diese einzusehen oder uns sogar dorthin führen zu lassen, wo wir die Planungen für das gegenwärtige Leben entworfen und festgesetzt haben. Wenn wir wissen wollen, warum wir mit der Partnerin oder dem Partner oder einem bestimmten Familienmitglied im gegenwärtigen Erdenleben zusammengekommen sind, dann könnten wir, so es gestattet ist, erfahren, warum das so geplant wurde. Denn kein wichtiger für uns positiver oder negativer Mensch begegnet uns zufällig. Alles ist vorhergesehen. Wir können bei dieser Einsicht in unseren Plan auch ermitteln, warum wir bestimmte Schicksale erleben müssen oder warum wir dieses jetzige Leben beispielsweise mit einer körperlichen oder seelischen Behinderung antreten mussten. Und, was für uns sicherlich ganz wichtig wäre, ist, in Erfahrung zu bringen, welche Lebensaufgaben wir uns für die gegenwärtige Inkarnation ausgesucht haben, um dann zu erkennen, ob wir der Erfüllung unserer Aufgaben hinterherhinken und was wir als Nächstes unternehmen sollten, um aufzuholen, damit wir am Ende des Lebens auch zufrieden zurückblicken können in dem Gefühl, unsere Aufgaben erfüllt zu haben. Denn diejenigen sterben leicht, die meist unbewusst ahnen, dass sie erfolgreich waren beim Erfüllen ihrer Aufgaben, während andere sich bis zuletzt an das Erdenleben klammern und Angst vor dem Tod haben, weil sie unbewusst fühlen, ihre Aufgaben nicht geschafft zu haben.

Im Folgenden wird erst einmal der Text vorgestellt, den Sie sprechen können, wenn Sie herausfinden wollen, warum Sie mit bestimmten Personen zusammengekommen sind. Danach folgt der Text zur Ermittlung, warum Sie bestimmte Schicksalsschläge ereilt haben, und daran schließt sich die Anweisung an, wie Sie Näheres über Ihre Lebensaufgaben herausfinden können. Natürlich geschieht alles nur, wenn das Höhere Selbst Ihnen den Einblick in jene Planungsphase vor Ihrer jetzigen Inkarnation erlaubt, denn es könnte durchaus sein, dass Sie erst andere Erkenntniswege gehen sollten. Außerdem wird Ihr Höheres Selbst nicht gestatten, dass Sie etwas über Ereignisse und Situationen erfahren, die Ihnen im gegenwärtigen

Leben noch bevorstehen, denn das würde die Wirkung dieser Ereignisse beeinflussen. Sie werden also nur ermitteln können, warum etwas bereits Geschehenes passieren sollte. Aber das ist schon sehr wichtig, denn wenn Sie Einblicke in das gewinnen, was Sie bereits erlebt haben, und herausfinden, warum Sie das alles selbst für sich bestimmt haben, dann werden Sie auch die zukünftigen Ereignisse in einem anderen Licht sehen und sicherlich anders und vor allem leichter damit umgehen können. Ja, das Ziel dieser Rückschau soll darin bestehen, dass Sie die Leichtigkeit des Seins erreichen. Und das Höhere Selbst ist Ihnen bei dem Erreichen dieses Seelenzustandes sicherlich gerne behilflich, denn es ist schließlich Ihre Entscheidung, sich von Seelenballast zu befreien, Ihr Leben aus einer übergeordneten Perspektive zu überblicken und dadurch viel mehr Lebensfreude zu erfahren.

Der Text, den Sie sich nun selbst vorsprechen oder auch zuflüstern, um das Jenseits aufzusuchen, könnte - nachdem Sie sich wieder im Wolkenbett befinden - folgendermaßen lauten:

Ich liege nun im Wolkenbett. Die göttliche Energie hüllt mich ein und beschützt mich. Ich fühle, wie mein Höheres Selbst jetzt bei mir ist. »Ich danke dir, dass du immer bereit bist, mir zu helfen, mich durch höhere Erkenntnisse zu einem vollkommen glücklichen Menschen zu entwickeln. Ich möchte dich jetzt bitten, mich zu dem Zeitpunkt im Jenseits zu führen, an dem ich meine Lebensplanung abgeschlossen habe, damit ich mich dann daran erinnern kann, was ich mir für dieses Leben vorgenommen habe. Doch ich möchte dich zuerst fragen, ob ich meine dort festgesetzte Lebensplanung überhaupt schon einsehen darf oder ob ich damit noch zu warten habe.« (Hinweis: Nur selten wird das Höhere Selbst antworten, dass man damit noch warten muss.) Und das Höhere Selbst nimmt mich an die Hand. Wir schweben durch die dünne Wolkenwand hindurch, überqueren ein langes breites Wolkenfeld und stehen auf einmal vor dem Tor, das sich links neben dem Eingang in das heutige Leben befindet ... Und das Höhere Selbst sagt: »Gleich wird bis drei gezählt, und dann ist dieses Tor geöffnet, und zwar in jenem Augenblick, in dem du dich dazu entschließt, wieder inkarnieren zu wollen. Eins, zwei, drei. Das Tor ist auf.«

Ich befinde mich jetzt wieder in meiner jenseitigen Heimat. Wo nehme ich mich gerade wahr? ... Warum kommt jetzt in mir der Gedanke auf, erneut auf der Erde zu inkarnieren? ... Was bewegt mich dazu? ... Haben mich andere durch Gespräche dazu aufgefordert, oder ist es mein eigener Wunsch? ... Wollen andere aus meiner Kernfamilie ebenfalls inkarnieren? ... Wollen wir uns auf Erden wiederbegegnen, oder gehen wir ganz verschiedene Wege? ... Wer aus der Kernfamilie bleibt im Jenseits? ... Werden diese uns, die wir inkarniert sind, dann irgendwie betreuen? ... Sprechen wir uns ab, welche Rollen wir miteinander auf der Erdenbühne spielen wollen? ... Will ich mit meiner Seele in einen männlichen oder in einen weiblichen Körper hineingeboren werden? ... Warum entscheide ich mich für das erwählte Geschlecht und nicht für das andere? ... Gibt es irgendwelche Seelen aus unserer Kernfamilie oder anderen Gruppen, mit denen ich auf Erden aus Lerngründen enger zusammenkommen möchte? ... Möchte ich mich vielleicht sogar mit einer von diesen als Ehe- oder

Lebenspartner zusammenschließen? ... Wenn ja, wer ist diese Seele? ... Kennen wir uns schon aus früheren Erdenleben? ... Ich weiß, dass jede Ehe beziehungsweise Partnerschaft eine Lerngemeinschaft ist. Was wollen wir zusammen lernen? ... Waren wir schon in einem früheren Leben als Partner zusammen? ... Aus wie vielen Erdenleben kennen wir uns? ... Was wollen wir voneinander lernen oder ausgleichen? ... Was war noch offen geblieben, was noch nicht gelöst worden? ... Wollen wir Kinder haben? ... Suchen wir uns diese jetzt schon aus, oder lassen wir sie späterhin selbst entscheiden, ob sie zu uns kommen wollen? ... Werden wir ein ganzes Erdenleben zusammenbleiben, oder ist gar eine Trennung vorgesehen? Wenn ja, aus welchen höheren Gründen? ... Wie viele Partner oder Ehepartner werde ich haben? ... Sprechen wir uns jetzt schon ab, dass wir eine enge Verbindung eingehen und zusammenkommen werden? ... Wer berät uns jetzt bei der Partnerplanung? ... Ist es unser Geistführer oder ein Karmaberater? Oder jemand anderes? ... Suche ich mir meine Eltern selbst aus, oder überlasse ich das meinen Beratern, da sie vielleicht am besten wissen, welche Eltern für mich genau die richtigen sein werden, um durch sie das zu erfahren, was ich als Vorbereitung für mein späteres Erwachsenenalter brauche? ... Kenne ich meine Eltern schon aus anderen Leben? ... Werde ich mit beiden oder einem von ihnen ungute Erfahrungen machen müssen? ... Wenn ja, warum? ... Warum entscheide ich mich für bestimmte Tätigkeiten, die ich als Beruf ausüben möchte? ... Habe ich diese schon in früheren Leben ausgeübt? ... Sind meine besonderen Fähigkeiten oder Talente das Ergebnis meiner Betatigungen in früheren Leben? ... Weiß ich jetzt schon, welche Schicksalsschläge mich ereilen werden, wie zum Beispiel Unfall, Trennung, Verlust, Krankheit? ... (Hinweis: Fragen Sie immer nach dem, was für Ihr Leben zutrifft.) *Welche dieser Schicksalsschläge gehen auf karmische Verursachungen zurück, und welche haben andere Hintergründe? ... Welche Aufgaben habe ich mir für das bevorstehende Leben vorgenommen? ... Was will ich bis zum Ende meines Lebens erreicht haben? ... Was möchte ich hinsichtlich meiner Liebesvermehrung noch hinzulernen? ... Wo werde ich in meinem Verhalten anderen Menschen gegenüber noch Defizite haben? ... Werde ich mich selbst in allem annehmen können, oder fehlt es mir an Selbstliebe? ...* (Hinweis: Sicherlich werden Ihnen noch andere Fragen einfallen, die für Sie von Bedeutung sind. Dann stellen Sie diese, und auf einmal wissen Sie die Antworten.)

Und mit einem Mal befinde ich mich wieder vor dem Wolkentor bei meinem Höheren Selbst, und ich kann mich an alles genauestens erinnern. Doch nun stelle ich noch weitere Fragen an mein Höheres Selbst.

»Welche charakterlichen Schwächen habe ich noch, die ich möglichst auflösen sollte, um ein liebevoller Mensch zu werden? ... Welche der mich belastenden karmischen Bürden sollte ich mir in einer Rückführungstherapie ansehen, um sie in ihren Ursachen in früheren Leben aufzudecken, so dass ich mich dann womöglich für immer davon befreien kann? ... Mit welcher der Personen habe ich noch Disharmonien, die ich durch eine Rückführungstherapie auflösen sollte? ... Wie kann ich mein jetziges Leben in Harmonie bringen? ... Bei welchen Lebenszielen, die ich mir gesteckt habe, liege ich zurück? Bitte weise mich darauf hin, so dass ich mich bemühen kann aufzuholen ... Und

bitte, liebes Höheres Selbst, gib mir noch weitere Hinweise, was ich in dem kommenden Leben noch in mir und an mir verändern kann, um ein total glücklicher, liebender und dankbarer Mensch zu sein ...«
Und das Höhere Selbst reicht mir ein Schälchen mit einem Trank, der, wie es sagt, Mut und Kraft schenkt, das nun Erfahrene auch in meinem heutigen Leben umzusetzen. Ja, ich will ein total glücklicher Mensch sein. Ja, von nun an habe ich eine andere Lebenseinstellung, und mein Leben wird immer glücklicher werden, weil ich immer mehr Freude und Liebe in mir spüre. »Ich danke dir, mein liebes Höheres Selbst, für deine Unterstützung. Ich liebe dich«.
Und mit einem Mal befinde ich mich wieder im Wolkenbett. Ich kann mich an alles erinnern, was ich erlebt und erfahren habe. Die goldenen Strahlen haben mich angefüllt mit Freude, Liebe, Heilkraft, Selbstsicherheit und Harmonie. ... Und plötzlich befinde ich mich wieder auf der Wiese. ... ➢ Heilquelle ... ➢ kniehoher Stein ... ➢ zurück im Hier und Jetzt.

Wie wir einen Überblick über unsere früheren Leben gewinnen können

Sind Sie eine »alte« Seele, dann haben Sie schon sehr viele Erdenleben oder auch Leben auf anderen Gestirnen hinter sich. Alte Seelen erkennt man daran, dass Sie sich um die Geheimnisse des Lebens bemühen, dass sie fragen: Woher komme ich? Warum bin ich auf Erden? Was sind meine Aufgaben? Und meistens zeichnen sie sich dadurch aus, dass sie sehr liebevoll mit anderen Menschen und sich selbst umgehen. Sie sind zu Suchern geworden und nicht nur zu Konsumierern von Ideologien, religiösen Glaubensbekenntnissen oder Ideen und Überzeugungen von anderen. Sie gehen zumeist ganz eigene Wege der Erkenntnis und werden aus Reflexionen, Büchern, Gesprächen mit Wissenden oder sogar durch Inspiration das für sich entnehmen, was Sie brauchen, und dies wird sich zu einem sich immer erweiternden Weltbild zusammenfügen. Lebensfreude, Zufriedenheit, Ausgeglichenheit, Genügsamkeit, Toleranz, Nachsicht, Mitgefühl, Anteilnahme, Verantwortungsgefühl, Freundlichkeit, Liebe und Güte sind einige ihrer hervorstechendsten Merkmale.

Die früheren Leben in den verschiedenen Erdteilen und Ländern wahrnehmen

Ich möchte Ihnen, verehrte Leserin und verehrter Leser, nun eine wunderbare Möglichkeit vorstellen, wie Sie Ihre früheren Leben erkennen und daraus größten Nutzen für Ihr heutiges Leben ziehen können. Sie können sich ab dem Zeitpunkt, da Sie das Wolkenbett erreichen, von Ihrem Höheren Selbst um den Erdenglobus führen lassen, indem sie beide darüber schweben. Es wird Ihnen auf Ihre Bitte hin all Ihre früheren Leben in jenen Erdteilen und Ländern zeigen, in denen Sie inkarniert waren. Sie können es bitten, dass die Leben im weiblichen Geschlecht grün aufleuchten, jene im männlichen Geschlecht aber blau - oder welche Farbe Sie bevorzugen. Jene Leben, die nur von kurzer Dauer waren, werden nur matt schimmern, doch jene, die länger dauerten, werden kräftiger leuchten. So können Sie erkennen, wie lange Sie wohl damals gelebt haben. Die bedeutungsvollen Leben jedoch werden funkelnd aufleuchten, und je bedeutungsvoller diese in Ihrer Kette von Inkarnationen waren, desto heftiger werden sie flackern. Sind in einem Land viele leuchtende Punkte zu sehen, so kann das Höhere Selbst Sie näher über dieses Land führen, so dass Sie im Detail erkennen können, in welchen Gegenden diese Leben stattgefunden haben. Es wird dabei immer der Geburtsort gezeigt. Ist man zum Beispiel in Paris geboren, hat aber danach in Lyon und späterhin in Marseille gewohnt, so werden leuchtende Linien dorthin laufen, und in den Orten, in denen man länger verweilte, wird ein etwas kräftigeres Licht aufblinken. Selbst wenn man für einige Zeit im fernen Ausland gelebt haben sollte, werden leuchtende Striche das anzeigen. Sie können dann, wenn Sie auf eines dieser aufblinkenden Lichter deuten, sich in jenes Leben hineinführen lassen und im kurzen Überblick wichtige Stationen jener Inkarnation wiedererleben. Ja - und das ist das Wunderbare -, Sie können sogar erkennen, wo Sie dort jemandem wehgetan haben oder von jemandem Leid zu ertragen hatten, um sich dann von Ihrem Höheren Selbst den goldenen Kelch geben zu lassen und zu jenen Personen zu gehen. Diese können Sie dann entweder um Vergebung bitten, oder Sie können ihnen vergeben. Doch bei dieser Lebensschau (engl. *life scanning*) dürfen Sie nicht in Ihre damaligen

Gefühlswelten eindringen, wenn Sie dort Grausames erlebt haben. Denn dafür sollten Sie sich bei einem ausgebildeten Rückführungsleiter/-therapeuten unbedingt einer Rückführungstherapie unterziehen, damit auch alle Nachwirkungen, die sich daraus entwickelt haben, aufgelöst werden. Sie können bei solchen dramatischen Leben immer das Höhere Selbst fragen, ob Sie sich jene in therapeutischen Einzelrückführungen genauer ansehen sollten.
Sie begeben sich also wieder, angefüllt mit der göttlichen Energie, in das Wolkenbett, das nun sozusagen zu Ihrem Sprungbrett für die Entdeckung Ihrer früheren Leben wird.

»Liebes Höheres Selbst. Bitte führe mich nun um den Erdenglobus, und zeige mir, wo ich in früheren Leben gelebt habe, und lasse mich bitte in einige dieser Leben, die ich ausgesucht habe oder die du vorschlägst, hineintauchen und sie mir genauer ansehen.«
Das Höhere Selbst nimmt mich an der Hand. Wir schweben durch die dünne Wolkenwand hindurch, und in der Entfernung sehe ich unseren

blauen Planeten. Wir kommen immer näher und näher. Jetzt schweben wir genau über ihm. »Bitte, liebes Höhere Selbst, lass überall in den Ländern unter uns ein grünes Licht erscheinen, in denen ich weiblich war. Ein blaues Licht zeigt die Leben an, in denen ich männlich war.« Und auf einmal sehe ich viele grüne und blaue Lichter aufleuchten. Ja, einige schimmern nur schwach, und andere glitzern oder funkeln sogar stark. Ich weiß auf einmal auch, was das zu bedeuten hat, denn die schwach leuchtenden Lichter kennzeichnen kurze oder unbedeutende Leben, während die stärker leuchtenden oder grell funkelnden längere oder sehr bedeutende Leben markieren. »Bitte lass uns zuerst einmal über den afrikanischen Kontinent gleiten.« Hier sehe ich einige Lichter aufleuchten. Ich kann jeweils fragen, als was ich dort gelebt, was ich dort getan habe, wie lange ich gelebt habe und wie mein Leben zu Ende ging. »Was sollte ich in diesem oder jenem Leben lernen?« ... (Hinweis: Sicherlich werden Ihnen noch andere Fragen einfallen, die für Sie von Bedeutung sein können.) *»Und nun wollen wir bitte auf der südlichen Erdhalbkugel über den Indischen Ozean nach Australien und Neuseeland* *schweben.« Und tatsächlich entdecke ich auf einigen Inseln und dann besonders auf dem australischen Kontinent und auf Neuseeland, so ich dort gelebt haben sollte, aufschimmernde oder blinkende Lichter ... Und ich deute auf das ein oder andere stärker funkelnde Licht und frage wieder mein Höheres Selbst, was immer ich jetzt über jenes Leben wissen möchte.*

Und dann schweben wir weiter nach Osten. Ich sehe pazifische Inseln unter mir, und schließlich gleiten wir über Südamerika hin und her. Wo immer ein grünes oder blaues Licht aufleuchtet, kann ich das Höhere Selbst befragen ...

Nun schweben wir nach Mittelamerika und dann über ganz Nordamerika. Und wieder sehe ich Lichter aufleuchten. Ich deute auf das ein oder andere und lasse mir von meinem Höheren Selbst erklären, wer ich in diesem oder jenem Leben gewesen war, was ich dort getan und erlebt habe und ob jenes Leben für mich erfolgreich oder misslungen war ...

Und von Nordamerika aus schweben wir nach Westen, hinweg über die vielen pazifischen Inseln. Jetzt gleiten wir hin und her über ganz Asien. Ich

sehe die aufleuchtenden Lichter, manche sind ganz hell funkelnd ... Und wieder deute ich auf eines dieser Lichter und lasse mir jenes Leben erklären oder gleite auch in das eine oder andere hinein ... Und ich lasse mir auch sagen, wie viele Leben ich hatte - wenn ich dort gelebt habe - in China ... in Japan ... in Indien ... in Südostasien ... im Mittleren Osten ... in Russland ...
Schließlich schweben wir über die Mittelmeerländer, dann über Ost-, Nord-, Mittel- und Westeuropa ... Ich sehe so viele Lichter aufleuchten. Und ich frage immer wieder, wie viele Leben ich in dem einen oder anderen Land gehabt habe ... Nun schweben wir auch dichter über das ein oder andere Land, und ich kann auch erkennen, in welchem Teil Deutschlands ich früher lebte ... Ich deute auf den ein oder anderen leuchtenden Punkt. Und dann auf einmal befinde ich mich in jenem Leben. Im Eilschritt sehe ich Szenen daraus und erkenne, wer ich damals war und wo genau ich gewesen bin, wie ich gelebt habe, ob ich verheiratet war, viel gereist bin, arm oder reich war und in welchem Alter ich gestorben bin sowie unter welchen Umständen ...

Und auf einmal befinde ich mich wieder im Wolkenbett. Ich kann mich an alles erinnern, was ich gesehen und erlebt habe. ➢ Wiese ... ➢ Heilquelle ... ➢ kniehoher Stein ... ➢ zurück ins Hier und Jetzt.

Diese Weltumrundungen können Sie beliebig oft mit Ihrem Höheren Selbst wiederholen. In bestimmte Leben, über die Sie schweben, können Sie hineintauchen, um sie genauer zu erkunden. Natürlich bereichert ein solches Erleben Ihrer vielen Vergangenheiten Ihr Wissen um die verschlungenen Wege Ihrer Seele. Wenn wir nur das gegenwärtige Leben kennen würden, könnte man es vergleichen mit einer einzigen Seite Ihres Buches mit der Überschrift: *Meine Erdenbesuche*. Sagen wir als Beispiel, dass sich das heutige Leben in dem Buch mit tausend Seiten auf der Seite siebenhundertdreiunddreißig befindet. Vieles gibt es auf dieser Seite zu lesen. Aber wenn Sie die vorhergehenden Seiten oder gar Kapitel samt den dort auftauchenden Personen, die auch im gegenwärtigen Leben - wenn auch in anderer Gestalt - wieder anzutreffen sind, kennen würden, dann würden Sie Ihr heutiges

Leben viel besser verstehen. Denn Sie würden die Zusammenhänge klar erkennen, und das heutige Leben würde somit viel mehr Sinn ergeben.
Sie können auch immer nach dem betreffenden Jahrhundert fragen, in welchem Sie dort gelebt haben. Manches Mal überschneiden sich die Jahre oder Jahrhunderte, wo es eigentlich nicht möglich scheint, zwei oder gar drei, vier Leben zur gleichen Zeit gelebt zu haben. Aber es gibt auch Parallelleben, was ich in meinem *Das große Handbuch der Reinkarnation* ab der 4. Auflage erklärt habe.
Reisen in unsere früheren Leben, in Daseinsformen auf anderen Gestirnen oder sogar in andere Dimensionen wie auch das Aufsuchen von Tier- und Pflanzenleben, in welchen Ihre Seele eventuell ebenfalls gelebt hat, sind in dem Buch *Supersurfing* beschrieben, das von Johannes von Buttlar und mir verfasst worden ist.
In dem Ihnen nun vorliegenden Buch geht es aber vornehmlich darum, wie Sie durch Rückführungen Ihr jetziges Leben verbessern und sich von alten mitgeschleppten Programmierungen und somit von bedrückenden Lasten befreien können. Im nächsten Text werden Sie herausfinden können,

welche Leben unbedingt von Ihnen in Begleitung eines Rückführungsexperten aufgesucht werden sollten, um sich von unliebsamem Seelengepäck zu befreien, das sich Ihnen im heutigen Leben als Krankheit, Blockierung, Allergie, Zwang, Selbstzerstörung, Minderwertigkeitskomplex, sexuelle Einschränkung und einiges anderes mehr präsentiert.

Erkennen, aus welchen früheren Leben blockierende Programmierungen stammen

Nach einem sehr unangenehmen Leben prägt sich meist eine sehr tief gehende Programmierung ein, die mit dem Satz beginnen könnte: »Ich will nie wieder ...« Zum Beispiel: »Ich will nie wieder töten, ... nie wieder Sex haben, ... nie wieder Männern vertrauen, ... nie wieder ein Kind verlieren, ... nie wieder etwas verraten, ... nie wieder etwas Verbotenes tun, ... nie wieder etwas gegen die Kirche sagen, ... nie wieder allein in den Wald gehen« – und so weiter. Diese Programmierungen haben sich oft derart tief in die Seele eingekerbt, dass sie diese über mehrere Leben beeinflussen und uns einengen, beziehungsweise uns in unserer freien

Entscheidung blockieren. Ebenso wirken meist noch viele Ereignisse auf das heutige Leben ein, die unserer Seele oder dem Körper großen Schaden zugefügt hatten.

War ich zum Beispiel in einem früheren Leben Nonne, und habe ich jenes Leben unter der Fuchtel der mich auspeitschenden Oberin gehasst und mich nach einem normalen Leben in Freiheit gesehnt, dann werde ich im heutigen Leben das nachholen, was ich versäumt habe, indem ich zum Beispiel mehrere intime Beziehungen eingehe. Und ich werde höchstwahrscheinlich eine Aversion gegen die Kirche und überhaupt gegen Bevormundungen und Einengungen mitbringen. Sollte ich einen Film sehen, in dem das Leben in einem Kloster gezeigt wird, dann könnte mir ein Schauer über den Rücken laufen, oder ich werde den Fernseher abstellen oder das Kino verlassen. Ein weiteres Beispiel: Sollte ich mir durch einen Sturz vom Balkon beide Beine gebrochen haben und mich anschließend nur auf allen Vieren oder in einem Rollstuhl fortbewegen können, dann werde ich mich im anschließenden Leben hüten, mich über eine Balkonbrüstung zu lehnen oder dieser zu nahe zu kommen. Ich werde auch großes Mitgefühl für jene haben, die sich mit Krücken fortbewegen müssen oder im Rollstuhl sitzen. Und es könnte sein, dass ich immer noch Schmerzen in meinen Beinen habe.

Doch widrige Ereignisse, die mit dem Tod endeten, haben sich am tiefsten in die Speicherungen der Seele eingekerbt und machen sich in den Folgeleben am drastischsten bemerkbar. Bin ich damals erhängt worden, werde ich aller Wahrscheinlichkeit nach auch im heutigen Leben noch Nackenschmerzen haben. Bin ich durch einen Pfeil im Herzen getroffen worden, habe ich meistens noch Herzprobleme, die oft durch medizinische Eingriffe nicht oder nur teilweise behoben werden. Gehen wir jedoch in die früheren Leben zurück, gelangen wir zu einer oder gar mehreren Begebenheiten, die sich als die wahre Ursache Ihres heutigen Herzproblems darstellen. Und diese, so die Medizin keine wirksame Hilfe bieten kann, sollten in einer Rückführungstherapie aufgesucht werden, damit die jeweilige Seelenprogrammierung aufgelöst wird. Wenn dies nicht geschieht, könnten wir im heutigen oder in den folgenden Leben wieder mit diesem Problem konfrontiert werden, denn unsere seelischen und körperlichen Leiden sind Hinweise, dass dafür Ursachen vorliegen, die auf sich aufmerksam machen wollen. Es sind unbewusste Aufforderungen, diese Ursachen aufzusuchen und sie in ihrem Ursprung zu erlösen.

Um zu erkunden, in welchen Ländern sowie zu welchen Zeiten Sie den Ursprung Ihres jetzigen Leidens finden können, schweben Sie mit dem Höheren Selbst um die Erde und bitten es, Ihnen zu zeigen, wo zum Beispiel Ihre Migräne ihren Ursprung hat. Und oft - gerade bei Migräne - liegen mehrere Ursachen vor, meist Kopfverletzungen in verschiedenen Leben, die Ihnen alle vom Höheren Selbst gezeigt werden. In der Rückführungstherapie hat der Leiter Sie in jene verschiedenen Leben zu führen und Sie dazu zu bringen, eine Verursachung nach der anderen mittels eines Rituals selbst aufzulösen, das ich weiter unten beschreibe.

Wenn Sie also ein Problem haben, wenn Sie zum Beispiel keine Kinder bekommen können, dann sollten Sie sich entweder in die oben beschriebene jenseitige Vorbereitungsphase für das heutige Leben hineinversetzen, um dort zu erfragen, warum Sie keine Kinder haben sollen, oder Sie können sich von Ihrem Höheren Selbst, indem Sie mit diesem um die Weltkugel schweben, zeigen lassen, wo der Ursprung Ihrer Kinderlosigkeit zu finden ist. Vielleicht sind Sie bei der Geburt gestorben und haben sich programmiert, nie wieder ein Kind zur Welt bringen zu wollen. Und dann fragen Sie Ihr Höheres Selbst:

Wäre es angebracht, mich einer Rückführungstherapie zu unterziehen, um diese Programmierung aufzulösen? Und dürfte dann der Lebensplan dahingehend geändert werden, dass ich im gegenwärtigen Leben trotzdem noch ein Kind bekommen darf?

Auf diese Weise können Sie sich bei der Umrundung der Erdkugel vom Höheren Selbst den jeweiligen Ursprung Ihrer geistigen, seelischen oder körperlichen Symptome zeigen lassen und jeweils anfragen, ob für die Aufhebung eine Rückführungstherapie angebracht ist.

3.

Rückführungen mit Therapie

Wozu können uns Rückführungen mit Therapie nutzen?

Aufsuchen der Opferleben

Wie schon beschrieben, gehen die allermeisten psychischen, physischen und auch geistigen Symptome auf ein vergangenes Geschehen zurück, das eine Programmierung hinterlassen hat. Nach meiner Schätzung haben fünfundneunzig Prozent der gravierenderen Probleme ihren Ursprung in vergangenen Leben. Nehmen wir als Beispiel Asthma. Wenn Sie von dieser Krankheit geplagt werden und sich bei Ihnen durch die herkömmliche medizinische Therapie nur eine vorübergehende oder gar keine Besserung einstellte, obwohl das Inhaliergerät Ihnen in Notfällen vorerst Erleichterung verschafft, ja sogar ein mögliches Ersticken verhindert, dann suchen Sie einen Rückführungstherapeuten auf. Nachdem er Sie in den Alphazustand versetzt hat und Sie im Wolkenbett angekommen sind, formulieren Sie genau, wohin Sie das Höhere Selbst bringen soll: *»Bitte, liebes Höhere Selbst, führe mich zu der Ursache meiner Atembeschwerden.«* Alsdann führt Sie das Höhere Selbst vor das betreffende Wolkentor, hinter dem sich jenes Leben befindet, in dem die Ursache für Ihr Asthma zu finden ist. Zuerst nehmen Sie sich einen Tag vor jenem wichtigen Ereignis wahr. Vielleicht befinden Sie sich in einem Verlies, in das Sie als vermeintliche Hexe gesteckt worden sind. Hier wird sich der Therapeut erkundigen, wer und wo Sie sind, er wird nach Ihrem Alter fragen, auch ob Sie verheiratet sind, Kinder haben, und er wird sich vor allem danach erkundigen, aufgrund welchen Urteils man Sie verhaftet und eingesperrt hat. Er wird auch erfragen, was Sie im Verlies erlebt und ob Sie Angst vor dem weiteren Geschehen haben usw. Erst dann wird er Sie zu dem wichtigen Ereignis am folgenden Tag führen. Hier könnten Sie unter dem Gejohle der Bevölkerung, die Ihnen Schmähworte zuruft, mit einem Leiterwagen auf einen öffentlichen Platz gefahren worden sein. Sie können mitverfolgen, wie Sie auf einem Scheiterhaufen an einen Pfahl gebunden werden, wie der Pfarrer Ihnen noch das Kreuz entgegenstreckt, das Sie küssen sollen, während Sie wahrscheinlich Ihren Kopf abwenden. Und dann erleben Sie, wie der Scheiterhaufen in Brand gesteckt wird und die Flammen hochsteigen. Doch bevor Sie von dem emporsteigenden Rauch in Atemnot geraten oder die Flammen an den Füßen und am Körper spüren, wird der Therapeut, damit Sie die ganzen Qualen nicht erneut spüren müssen, die Minuten bis zu Ihrem Tod überspringen und Sie dorthin führen, wo Sie nach dem Verlassen Ihres Erdenkörpers mit Ihrem Astralkörper alles von oben beobachten können. Sie sehen Ihren brennenden Körper, die nun schweigsame Menge, die Sie vorher beschimpft und mit Gegenständen beworfen hatte - und Sie fühlen sich auf einmal wohl. Aller Schmerz ist von Ihnen gewichen. Manchmal bleibt noch eine Traurigkeit für einige Minuten, doch meist stellt sich auch diese nicht ein. Hier wird der Therapeut fragen: »Wenn Sie jetzt auf Ihr Leben zurückblicken und den Satz vervollständigen sollten ›Ich will nie

wieder ...‹ - was würden Sie jetzt sagen? Und die Antwort könnte heißen: «Ich will nie wieder Menschen heilen und mit Kräutern zu tun haben. Ich werde nie wieder einer Schwangeren helfen, ihr Kind abzutreiben.« Oft wird der Therapeut - was ich empfehle - Sie von einer Ihnen nahestehenden verstorbenen Person oder einem Geistführer abholen lassen, woraufhin Sie ins Jenseits geführt werden, wo Sie sich nach einem qualvollen Tod oder langem Siechtum erst einmal erholen können.
Danach wird er Sie zurück zum Höheren Selbst vor das Wolkentor führen. Hier wird Ihnen ein Stärkungsgetränk gereicht. Und Sie fragen Ihr Höheres Selbst, ob es bezüglich Ihres Asthmas noch ein weiteres Leben aufzusuchen gilt. Es könnte sein, dass Sie in einem weiteren Leben erstickt worden waren, dann wird auch dieses Leben noch aufgesucht. Wenn kein weiteres Leben mehr vorhanden sein sollte, in dem die Ursache Ihres Asthmas liegt, dann wird der Therapeut Sie auffordern, das Höhere Selbst zu bitten, Sie in das Leben zu führen, in dem die Ursache dafür zu finden ist, warum sie in zwei Leben einen Erstickungstod erleiden sollten.

Aufsuchen der Täterleben

Nach dem Opferleben erleben Sie nun Ihr Täterleben. In einem solchen haben Sie sich sicherlich sehr lieblos verhalten und vielleicht einer Person oder gar mehreren die Kehle zugedrückt oder als Krieger Hütten angesteckt, in denen Leute verbrannt oder durch den Rauch erstickt sind. Wir alle, so ist meine Erfahrung, waren einige Male Täter gewesen. Ins Jenseits zurückgekehrt, werden wir mit unseren Untaten konfrontiert, bis wir große Reue verspüren. Nach dem Karmagesetz, wonach wir das wiedererleben, was wir anderen zugefügt haben, müssen wir im nächsten oder einem der nächsten Leben das Gleiche oder Ähnliches erleben. Es ist wohl in unserem Seelendasein vorgesehen, dass wir uns vor allem in unseren ersten Erdinkarnationen in der Ausübung von Lieblosigkeit betätigen oder zu solcher verführt werden, um dann Reue und Einsicht zu empfinden. In den nächsten Leben werden wir uns dann ebenfalls Lieblosigkeiten ausgesetzt sehen. Aus diesen Erfahrungen lernen wir, uns in weiteren Leben anderen gegenüber immer liebevoller zu verhalten. Denn, wie ich schon sagte, wir werden zur Liebe hin konditioniert.

Doch das Aufsuchen von Täterleben hat noch einen viel weiter reichenden Zweck: In unserem heutigen Leben plagen uns oft noch einprogrammierte Schuldgefühle aus Täterleben. Wir wissen nicht, für was wir uns eigentlich schuldig fühlen, und trotzdem ist es so. Vielleicht haben wir auch das Bedürfnis oder sogar den Zwang, anderen zu helfen oder etwas wiedergutzumachen. Oder, was sehr häufig vorkommt, wir haben uns unwissentlich ein Selbstbestrafungsprogramm auferlegt, so dass wir nicht glücklich sein dürfen, uns nichts gönnen, keine glückliche Partnerschaft erleben dürfen oder oft krank und leidend sein müssen. Von all diesen Programmen können wir uns befreien - zusätzlich zu jenen aus dem Opferleben.
Haben Sie also keine Angst, sich in einer Rückführungstherapie das oder die Täterleben anzusehen, denn wir alle waren einmal Schurken. Das gehört in unseren Entwicklungsplan. Wir müssen die Lieblosigkeit ausüben, um in Opferleben selbst zu erfahren, was es bedeutet, wenn man Lieblosigkeit erfährt.

Das Auflösen der Programme, die uns am Glücklichsein hindern

Der Rückführungsleiter wird Sie nach dem Aufdecken des jeweiligen Opfer- und dann des Täterlebens zurück vor das Wolkentor zu Ihrem Höheren Selbst führen. Dieses wiederum geleitet Sie, nachdem alle wichtigen Leben, die mit Ihrem Problem zusammenhängen, aufgedeckt und besprochen worden sind, auf einen Berg, dem ich die Bezeichnung *Berg der Erkenntnis* gegeben habe. Von hier aus haben Sie den Überblick und können erkennen, warum - um weiterhin bei unserem Beispiel Asthma zu bleiben - Sie im heutigen Leben noch unter Atemproblemen leiden. Sie erkennen, was Sie im Täterleben aus Lieblosigkeit an anderen verübt haben und wie sich in der logischen Folge Opferleben entwickeln mussten, in denen Sie erwürgt und verbrannt worden sind. Nun reicht Ihnen Ihr Höheres Selbst den goldenen Kelch der Liebe, der Vergebung, der Leid- und Schuldauflösung. Mit diesem gehen Sie zuerst in das Täterleben hinein und reichen denen den Kelch, denen Sie Leid zugefügt haben. Sie bitten diese Person oder Personen um Vergebung. Dann stehen Sie vor sich selbst, der Sie damals der Übeltäter waren, reichen sich den Kelch und sagen: *»Trinke davon, damit du nun von allen Schuldgefühlen befreit bist.«* Anschließend, nachdem das Höhere Selbst dieses Gefäß auf dem Berg der Erkenntnis wieder gefüllt hat, begeben Sie sich in das jeweilige Opferleben und reichen all jenen den Kelch, die Ihnen Leid zugefügt haben. Das wird Ihnen nun umso leichter fallen, als Sie wissen, dass Ihnen ja durch diese Personen der karmische Ausgleich ermöglicht wurde. Im Grunde könnten Sie diesen sogar danken, dass sie Ihnen beim Ausgleichen Ihres Karmas geholfen haben. Sie vergeben jenen Personen für die an Ihnen verübten Taten. Und dann gehen Sie zu sich selbst, der Sie damals der Geschädigte oder gar Ermordete gewesen sind, und reichen sich selbst den Kelch, indem Sie sagen: *»Trinke davon, damit du nun von all dem erfahrenen Leid befreit bist.«* Anschließend, nachdem Sie auf den Berg und zu Ihrem Höheren Selbst zurückgekehrt sind und der Kelch nochmals gefüllt wurde, begeben Sie sich mit diesem in Ihr heutiges Leben und gehen zuerst zu den Personen, die sie in Ihren früheren Leben gesehen haben und deren Seelen sich nun in einem anderen Körper befinden. Entweder sagen Sie zu diesen: *»Ich vergebe dir, was du mir in früheren (oder auch in diesem) Leben angetan hast.«* Bei anderen Personen können Sie auch sagen: *»Bitte vergib mir, was ich dir im früheren Leben angetan habe.«* Aber es kann sich auch so verhalten, dass beides bei bestimmten Personen zutrifft, weshalb man auch sagen kann: *»Bitte vergib mir, was ich dir im früheren (oder auch im heutigen) Leben angetan habe, und ich vergebe dir, was du mir im früheren (oder auch im heutigen) Leben angetan hast.«* Und ein jeder trinkt nun aus dem Kelch. Wenn es passt, kann man auch sagen: »Ich liebe dich.«

Und wenn einem danach zumute ist, kann man sich auch umarmen. Nachdem Sie dem Höheren Selbst den Kelch zurückgegeben haben, übergibt es Ihnen einen großen geöffneten Kiefernzapfen. Sie holen nun alles wie schwarzen Ton aus sich heraus und kneten es in diesen Zapfen hinein, wobei Sie jeweils dreimal sagen: *»Ich befreie mich von meinem Asthma ...«* Und der Therapeut wird Sie fragen, von was Sie sich noch befreien wollen. Ihnen fällt dann ein, was Sie ihm vielleicht schon beim Erstgespräch genannt haben oder was sich durch das Aufdecken der früheren Leben nun ergeben hat: *»Ich befreie mich von meinem Hass auf die Kirche* (jede Nennung noch zweimal wiederholen) ...«

Und der Therapeut mag Sie darauf hinweisen, dass Sie ihm zum Beispiel gesagt hatten, dass Sie Angst haben, vor vielen Leuten zu sprechen. Also wird diese Angst ebenfalls in den Zapfen gestopft – wobei Sie Ihren Satz wiederum dreimal wiederholen. Weiter mag Ihnen einfallen, zusätzlich noch mehr in den Zapfen hineinzukneten, wie zum Beispiel Ihr gehemmtes Verhältnis zur Sexualität (da Sie im Verlies vom Wärter vergewaltigt worden waren), Ihre Phobie, am Hals angefasst zu werden oder einen Rollkragenpullover zu tragen, da sie erwürgt worden waren. Es mögen Ihnen oder dem Therapeuten noch weitere Programmierungen einfallen, die mit den aufgedeckten Leben zusammenhängen, die sie ebenfalls in diesen Zapfen hineinbefördern, wobei Sie jeden Satz wiederum dreimal wiederholen. Und am Schluss sagen Sie dreimal: *»Und ich befreie mich von allen Schuldgefühlen.«*

Nachdem nun alles mit den Deprogrammierungsformeln in den Zapfen gestopft worden ist, entzündet das Höheres Selbst ein Lichtfeuer. Wenn der Zapfen aufgelöst ist, erfolgt die Reprogrammierung, indem Sie all das, was Sie beim Hineinstopfen in den Zapfen dreimal genannt haben, nun positiv formuliert als Programmierung wieder dreimal sagen: *»Ich bin befreit von ...«*
Über das Wolkenbett kehren Sie wieder auf die Wiese zurück zur Heilquelle, nehmen anschließend ein Bad in einer Wanne, gefüllt mit dem warmen Heilwasser, so dass die Heilenergie durch die Poren der Haut zu jeder Ihrer Zellen vordringen kann und alles in Ihnen heilt. Dann kehren Sie, nachdem Sie die Neuprogrammierungsformel jeweils noch dreimal gesprochen haben, zum kniehohen Stein zurück. Schließlich öffnen Sie nach dem Heraufzählen wieder Ihre Augen. Sie können sich an alles, an was Sie sich erinnern wollen, auch weiterhin erinnern. Doch der Therapeut wird Ihre Rückführung wahrscheinlich ohnehin auf einen Tonträger aufgenommen haben und Ihnen diesen mitgeben.

Nach einer Rückführung fühlen Sie sich im positiven Sinn gleich ganz anders, manches Mal noch ein wenig benommen. Ihr Zeitgefühl kann Sie auch im Stich lassen, denn obwohl die Rückführung vier Stunden gedauert haben mag, würden Sie, nach der Dauer derselben befragt, vielleicht sagen: »Ein bis zwei Stunden.« Und oft müssen Sie sofort auf die Toilette, um »loszulassen«.
Ich habe diese Rückführungsmethode an dieser Stelle etwas zusammengefasst. Ausführlich wird sie in meinen *Das große Handbuch der Reinkarnation - Heilung durch Rückführung* dargestellt.

Was kann in der Rückführungstherapie alles aufgelöst werden?

Alles, was sich in Ihrem Seelenreservoir eingenistet hat, kann durch eine Rückführung in Ihre Erinnerung zurückgebracht werden - unter zwei Vorbehalten: Je einschneidender die Programmierung gewesen ist, umso plastischer und genauer wird sie sich in der Rückführung zeigen können. Das, was jedoch von der Seele in der Vergangenheit nur wenig berührt worden ist, wird schwerer zu erinnern sein. Also, je besser es Ihnen gelingt, in den Alphazustand zu gelangen, desto wahrheitsgetreuer wird das Vergangene wiedererlebt werden. Zum anderen können Sie eventuell verschiedene Sachverhalte auch nicht einsehen, da Ihre Seele beschlossen hat, dass Sie es noch nicht erfahren dürfen.

Unter Ihrem unliebsamen Seelengepäck mögen sich viele Programmierungen befinden, die Ihnen noch in unangenehmer Weise zu schaffen machen. Wenn Sie irgendwelche Hautprobleme haben, wie zum Beispiel Milchschorf, Neurodermitis, Nesselsucht usw., so können Sie in einer Rückführung wahrscheinlich mit großem Erfolg die Ursache dafür aufdecken und sich von dieser deprogrammieren; natürlich wird sich die Haut allerdings nach dem Aufschlagen der Augen nicht sofort verändert haben, sondern erst allmählich wieder gesunden. Anders verhält es sich bei bestimmten Symptomen wie Asthma, Ängsten, Allergien oder gar körperlichen Schmerzen, denn diese können nach nur einer Rückführung sofort und für immer verschwunden sein.

Als Therapeuten dürfen wir nie ein Heilversprechen geben. Das will ich auch nicht, denn einer

Rückführungstherapie können auch manches Mal Grenzen gesetzt sein. Aber haben Sie den Mut, sich einer solchen zu unterziehen, und sehen Sie dann selbst, was passiert. Sie werden es nicht für möglich halten. Genauso könnten Sie vor allem bei einer chronischen Krankheit durch eine Rückführung die entsprechende Ursache erkennen und diese dann höchstwahrscheinlich sehr schnell auflösen. Es kann sich um jeden chronischen Schmerz handeln, wo immer er im Körper angesiedelt ist, ganz egal, ob es sich dabei um ein schmerzendes Organ, schmerzende Nerven oder Muskeln handeln sollte. Alle psychischen und vor allem auch alle psychosomatischen Krankheiten gehen zumeist auf Ursachen in früheren Leben zurück, ob es sich dabei um Heuschnupfen, eine Katzenallergie oder auch alle anderen Allergien handelt. Bedenken Sie auch, dass kein Unfall zufällig geschieht in Ihrem Leben, wie ich oben schon angedeutet habe. Auch in solchen Fällen wäre eine Ursachenforschung in einer Rückführungstherapie angebracht.

Die meisten Menschen haben in ihrer Seelenspeicherung noch schlummernde, manchmal eruptierende oder sogar beständige Ängste, die sie vielleicht schon seit vielen Leben mit sich herumschleppen. Ob es sich nun um die Angst vor Hunden, Schlangen, Spinnen, Dunkelheit, geschlossenen Räumen, Höhe oder tiefem Wasser handelt oder um die Angst vor dem Alleinsein, dem Unvorhersehbaren, der Zukunft, vor finanziellen Nöten, vor einer Krankheit, vor dem Versagen, vor einer Prüfung usw. Eine Angst ist immer begründet, sonst wäre sie nicht vorhanden. Doch Phobien sind durch Rückführungen meist besonders leicht zu beheben.

Aber auch bei Adipositas, also bei Fettleibigkeit, und manches Mal schon bei Übergewicht kann man dafür in der Rückführungstherapie die Ursache finden und eine Deprogrammierung vornehmen. Nachdem die Ursache dafür aufgedeckt worden ist, fragt man das Höhere Selbst: »*Wie viele Kilo darf ich nun pro Monat abnehmen, bis ich wieder mein Idealgewicht erreicht habe?*« Die Resultate sind erstaunlich. Sie können zudem bei jeder Aufdeckung eines Symptoms und der anschließend durchzuführenden Reprogrammierung das Höhere Selbst immer fragen: »*Um wie viel Prozent darf ich mich von meinem Symptom/Problem lösen?*« Und oft sagt es »hundert Prozent«, aber manches Mal auch nur vierzig, sechzig Prozent oder was auch immer.

Selbst wenn Sie in Ihrem Leben nur vorübergehend eine längere Krankheit oder anhaltende Schmerzen hatten, die sich durch medizinische oder alternative Heilweisen inzwischen verflüchtigt haben, können diese in einem späteren Leben wieder auftreten, weil sie ja in ihrer Ursache nicht aufgelöst worden sind. Somit ist es vielleicht auch für Sie ratsam, in einer Rückführung nochmals nachzuforschen, warum Sie beispielsweise in Ihrer Pubertät Migräne hatten. So können Sie sichergehen, dass diese im nächsten Leben im selben Alter nicht wieder auftritt. Denn eine interessante Tatsache hat sich in der Rückführungstherapie herausgestellt: Wir haben oft genau in dem Lebensalter Schmerzen, seien sie körperlicher oder psychischer Art, in dem diese auch im früheren Leben auftauchten.

Natürlich können Sie sich durch die Rückführungstherapie, wie oben schon angedeutet, sehr häufig erfolgreich von Beziehungsschwierigkeiten lösen, seien es solche mit dem Partner, mit Eltern, Kindern oder wem auch immer. In meinem Buch

Das große Karmahandbuch - Wiedergeburt und Heilung habe ich viele Beispiele angeführt, die zeigen, von wie vielen Belastungen man sich oft in einer einzigen Rückführungstherapie befreien kann.
Es sei noch angemerkt: Psychische Blockaden oder auch Schmerzen, bei denen die Medizin keinerlei Ursache feststellen kann, können jedoch auch von Fremdenergien und Fremdbesetzungen stammen. Ein von mir ausgebildeter Rückführungstherapeut/-leiter sollte auch ein guter Clearingstherapeut sein, der meist weiß, wie er Sie von solchen Fremdeinflüssen erfolgreich befreien kann.

Wie finden Sie Rückführungsleiter/ -therapeuten?

Wenn Sie im Internet in einem Suchprogramm nachforschen, finden Sie unter den Rubriken *Reinkarnationstherapie* und *Rückführungstherapie* genügend Hinweise auf Webseiten von Rückführungstherapeuten. Die von mir ausgebildeten Rückführungsleiter/-therapeuten sind meiner Webseite

www.trutzhardo.de/links zu entnehmen. Hier finden Sie zudem auch eine Liste von ausgebildeten Clearingsleitern/-therapeuten.
Die von mir Ausgebildeten arbeiten nach meiner Methode. Das heißt, dass Sie sich Zeit für Sie nehmen, ganz egal, ob Ihre Rückführung nun drei oder sechs Stunden dauern sollte, denn es ist wichtig, dass in einer einzigen Rückführungstherapie versucht werden sollte, möglichst alle mit dem Problem zusammenhängenden Ursachen in Opfer- oder Täterleben aufzudecken. Denn deckt man nur ein vielleicht sehr drastisches früheres Leben auf in - sagen wir - einer üblichen Therapiestunde (meist sind es nur fünfundvierzig Minuten) und schickt den Klienten dann nach Hause mit der Auflage, nächste Woche zum zweiten Termin zu erscheinen, mag er, da das Problem in der einstündigen Sitzung natürlich nicht komplett gelöst wurde, mit unliebsamen Störungen nach Hause kommen. So diese nicht nachlassen, könnte er schon am übernächsten Tag den Therapeuten anrufen und alle weiteren Termine absagen. Denn, wie schon erwähnt, die Auflösung einer Migräne kann sich zum Beispiel über mehrere Stunden hin-

ziehen. Deswegen ist es wichtig, eine Therapie möglichst nicht aufzustückeln, denn wir wollen ja sicher sein, dass mit einer einzigen gelungenen Rückführung das Problem dann auch endgültig aufgelöst ist oder zumindest eine erhebliche Besserung eintritt. Der Klient fühlt sich nach einer erfolgreichen Rückführungstherapie meistens erleichtert und befreit. Nur selten gibt es nach dieser Auflösung Nachwirkungen, die sogenannten Erstverschlimmerungen; doch selbst diese klingen nach wenigen Minuten oder Stunden ab.

Wenn Sie sich für einen Rückführungstherapeuten, der nicht von mir ausgebildet worden ist, entscheiden, fragen Sie ihn oder sie unbedingt, ob nach dem Aufdecken aller Ursachen in den früheren Leben auch eine rituelle Auflösung durchgeführt wird. Ohne diese kann es zwar zu Verbesserungen des Problems kommen, aber es könnten sich auch keine oder eher negative Folgen zeigen, die die Rückführung als solche leider in üble Nachrede gebracht haben. Es ist also wichtig, gut ausgebildete Rückführungstherapeuten/-leiter zu finden. Sie können diese auch fragen, ob sie nach der Methode von Trutz Hardo oder einer ähnlichen arbeiten.

Im Wolkenbett können Sie Ihr Höheres Selbst fragen, welches von all Ihren Problemen oder Symptomen das wichtigste ist, das Sie zuerst auflösen sollten. Der Therapeut führt am Anfang eine gründliche Anamnese mit Ihnen durch, wobei außer Ihrem Hauptproblem auch andere Sie belästigende Probleme erörtert werden, könnten diese doch mit Ihrem Hauptproblem zusammenhängen und also gleich mit aufgelöst werden. Somit kann eine einzige Rückführungstherapie von drei bis sechs Stunden oft gleich mehrere Problembereiche in die Deprogrammierung einbeziehen und somit auflösen.

Es gibt in den USA *die International Association of Reincarnation and Regression Therapy* (IARRT, www.IARRT.org),

in Europa die *European Association of Regression Therapy* (EARTH, www.earth-association.org),

in Österreich den *Österreichischen Verband für Reinkarnationsforschung und Rückführungen* (www.rueckfuehrungsverband.at).

Bei diesen drei Verbänden bin ich Mitglied.

Doch auch in der Schweiz existiert schon ein solcher Verband, und sicherlich werden auch bald in

Deutschland und anderen Nachbarländern Rückführungsvereine entstehen, denn die Rückführungstherapie zieht zum Wohle der Menschen immer größere Kreise.

Zusammenfassung

Physische und psychische Störungen weisen uns darauf hin, dass sich in unserer Seele noch Disharmonien befinden, die möglicherweise aus dem heutigen und vor allem aus früheren Leben stammen und die wir auflösen sollten, um sie nicht über viele weitere Leben mitzuschleppen. Rückführungen und vor allem die Rückführungstherapie geben uns die Möglichkeit, diese in unserer Seelenspeicherung schlummernden Disharmonien aufzuspüren und deren negative, bis ins heutige Leben reichende Nachwirkungen aufzulösen. Wir haben gezeigt, wie das Karmagesetz eine von der Schöpfung verfügte Einrichtung ist, indem uns im Guten oder im Negativen das widerfährt, was wir durch Gedanken, Worte oder vor allem Taten anderen zugefügt haben. Wir werden somit zur Liebe hin konditioniert, denn begangene Lieblosigkeiten spüren wir als Lieblosigkeiten vom Schicksal oder von anderen Menschen an uns verübt werden - meist erst in den Folgeleben. Dies wissend werden Sie, liebe Leserin und lieber Leser, sich hüten, Lieblosigkeiten zu begehen, denn unweigerlich würden diese auf Sie zurückkommen. Wichtig, um ein glückliches und zufriedenes Leben in Harmonie mit sich selbst zu führen, ist es, alle Disharmonien mit Personen aufzulösen - und zwar indem Sie vergeben oder um Vergebung bitten. Weiterhin sollten Sie den Mut haben, die Sie belästigenden Symptome durch die Rückführungstherapie aufzulösen. Diese tut nicht weh, und bereits eine einzige Sitzung kann sich segensreich für Sie auswirken.

Hören Sie bitte nicht auf den (wohlmeinenden) Rat anderer, die von Vorurteilen belastet sind und Ihnen von einer Rückführungstherapie abraten. Wenn diese jedoch nach einer von Ihnen absolvierten Rückführungstherapie auf einmal die deutlichen Verbesserungen oder Heilungen an Ihnen erkennen, dann werden sie Sie womöglich auch um die Adresse Ihres Therapeuten bitten, um sich ebenfalls von Problemen oder Symptomen zu befreien. Es ist wichtig, dass der Rückführungsleiter/-therapeut Ihrer Wahl gut ausgebildet ist. Sie können sich auch an einen der genannten Rückführungsvereine wenden und sich jemanden empfehlen lassen.

Die Rückführungstherapie ist relativ leicht zu erlernen und erfordert keine sich über Monate hinziehende Ausbildung. Das Prinzip ist ganz einfach, und meine Schüler haben selbst bei ihren ersten selbst durchgeführten Therapien oft sofort große Erfolge. In der Zukunft werden viele, viele Rückführungsleiter benötigt, denn es spricht sich immer mehr herum, was die Rückführungstherapie zu leisten imstande ist. Wichtig ist, dass die Thearpeuten die Therapie komplett durchführen, wie ich sie in meinem Buch *Das große Handbuch der Reinkarnation - Heilung durch Rückführung* vorgegeben habe.

Die Rückführungen und die Rückführungstherapie sind ein Geschenk an die Menschheit - und Sie dürfen davon Gebrauch machen. Streben Sie danach, ein vollkommen glücklicher Mensch zu sein.

Rückführungen können für Sie der Schlüssel zum gesundheitlichen und seelischen Erfolg sein. Bedenken Sie, dass wir durch die vielen Leben ein Ziel anstreben, und dieses ist die vollkommene Liebe.

Nachwort

In Amerika wird es immer mehr Mode unter den Ärzten, Psychiatern (am bekanntesten sind die Professoren *Brian Weiss* und *Adrian Finkelstein*), Psychologen und Therapeuten, Patienten zu Rückführungstherapeuten zu schicken, wenn die schulmedizinischen Anstrengungen keinen Erfolg erbringen. Ja, Ärzte und Psychiater schreiben sogar Bücher über die Erfolge der Rückführungstherapie. In Deutschland kommen ebenfalls immer mehr Ärzte zu mir in eine Rückführungstherapie oder lassen sich sogar zum Rückführungstherapeuten ausbilden, denn dieser Behandlungsweise gehört zweifellos die Zukunft im medizinischen und alternativen Heilbereich.

Selbst wenn Sie ein behindertes Kind haben, können Sie durch eine Rückführung herausfinden, warum es gerade dieses Leben gewählt hat und zu Ihnen kommen wollte. Dann wird Ihnen vielleicht auch der Grund klar, warum Sie sich dieses Kind ausgesucht haben, denn vielleicht wollten Sie durch Liebe an dieser Seele das wiedergutmachen, was Sie ihr in einem früheren Leben aus Lieblosigkeit angetan hatten. Wenn Ihnen also der Grund für derartige Verhängnisse klar wird, dann werden Sie leichter oder befreiter mit solch einem Problem umgehen können.

Ich habe gerade die Biographie von *Bartolomeo Las Casas* gelesen. Er war als Geistlicher und Bischof der Anwalt der Indianer der Neuen Welt, nachdem diese von Columbus 1492 entdeckt worden war. Denn die Spanier unterwarfen ein Indianervolk nach dem andern, zerstörten ihre Kultur, töteten mit ihrer überlegenen Kriegstechnik Hunderttausende von ihnen, zwangen ihnen den Christenglauben auf, nahmen ihnen die fruchtbaren Felder weg, machten sie zu Sklaven und ließen sie in den Bergwerken nach Gold und Edelsteinen schürfen. Die ihrer Freiheit Beraubten wurden

mitleidlos schlimmer als Tiere behandelt, so dass sie vor Erschöpfung und Unterernährung zusammenbrachen. Es ging den Spaniern nur um die Gewinnung von Gold und landwirtschaftlichen Erträgen. Las Casas setzte sich für die Rechte der Entrechteten ein, stieß meist aber selbst mit Beschwerden an höchsten Stellen auf Unverständnis und Zurückweisung, denn man blieb bei der Auffassung, dass es gottgewollt sei, dass die ungläubigen Indianer den Christen als Sklaven zu dienen hätten. Man schnitt ihnen als Abschreckung die Nasen oder Ohren ab, hackte denen, die aus Hunger gestohlen hatten, die Hände ab, schlug sie mit Peitschen und vergewaltigte ihre Frauen. Und man plante oft, Las Casas zu ermorden, dessen Herz angefüllt war von Mitleid für die Indianer. – Wir müssen auch alle einmal zu einem Las Casas werden, einem Menschen, der dem Leiden anderer Menschen nicht gleichgültig gegenübersteht.
Wir haben uns alle einmal rücksichtslos gegen andere Menschen verhalten, genau wie diese spanischen Eroberer und Kolonialisten. Und alle, die sich mitleidlos und aus Gewinnsucht an den Rechtlosen und Erniedrigten vergingen, müssen

ein Gleiches in einer anderen Inkarnation erleben. Und die Geschichte bietet viele Beispiele, wo den Seelen die Möglichkeit gegeben wurde, das aus Lieblosigkeit und seelischer Abgestumpftheit Verfehlte als eigene Erfahrung auszugleichen. Die ganze Weltgeschichte ist eine *divina commedia* von begangenen Lieblosigkeiten und den daraus sich ergebenden Ausgleichserfahrungen.

Wenn man das Erdenleben aus dieser höheren Sicht betrachtet, dann muss man nicht mehr leiden. Denn - wie gesagt - alles hat einen höheren Sinn. Eine mitfühlende Seele leidet nicht mehr, denn sie weiß, nichts geschieht, wenn es nicht aus höherer Sicht so geschehen müsste. Und dennoch ist sie aufgefordert, dort zu helfen, wo es ihr möglich ist und angebracht erscheint. Wir dürfen nicht gleichgültig zusehen, wenn wir wissen, dass Menschen verhungern oder große Not leiden. Denn das Helfen an sich ist ein Akt der Liebe - und viele liebevolle Taten addieren sich zu unserer Liebewerdung.

Dieses Buch wurde im Januar 2009
auf der Insel Phi Phi in Thailand geschrieben.

Anhang

Beispiel einer kompletten Rückführungstherapie:

Befreiung von einer Essstörung

Für den Leser habe ich an dieser Stelle einen Brief ausgewählt, den mir eine Frau zusandte, die ich als Rückführungsleiterin ausgebildet habe. Doris ist als alleinstehende Mutter von zwei Kindern noch keine dreißig und hat sich zuvor noch nie mit Heilung beschäftigt. Sie suchte aber nach einer Tätigkeit, der sie, wenn ihre Kinder im Kindergarten oder in der Schule sind, nachkommen könnte. Ihre neue Tätigkeit als Rückführungsleiterin sprach sich herum, und so kam auch eine Hausfrau zu ihr, die seit vielen Jahren unter einer Essstörung litt. Sie

war zu zig Kapazitäten gegangen und hatte auch schon Klinikaufenthalte hinter sich. Nun wollte sie sich als endgültig letzten Versuch einer Rückführung unterziehen - in der Hoffnung, dass diese ihr helfen möge.
Doris schickte mir ein paar Tage nach dieser Rückführung folgenden Brief, aus dem ich einige Auszüge wiedergebe:

Hallo lieber Tom!
Heute ist ein Tag an dem ich die ganze Welt umarmen könnte. Es ist mir ganz wichtig, dir das zu schreiben. Ich hatte vor einigen Tagen eine Frau bei mir mit vielen Schwierigkeiten - das Hauptproblem ist Magersucht! Da du in deinem Buch schreibst, dass du leider noch keinen Klienten hattest mit Magersucht, will ich dir von diesem Fall berichten. Deine Vermutung war richtig: Das Höhere Selbst führte uns in drei Leben, in denen jedes Mal »Gift« im Spiel war.
Nach der Therapie lagen wir uns beide in den Armen, sie bedankte sich überschwänglich und honorierte meine Leistung sogar mit deutlich mehr Geld als veranschlagt gewesen war. Und heute,

Tom, habe ich ein Paket von ihr erhalten. Es war ein wunderschöner blonder Engel darin, und sie hat mir auch einen Brief geschrieben, den ich dir gerne weiterleiten möchte.

»Liebe Doris!
Ich bin dem Wunder meines Lebens begegnet, ich danke dir von Herzen dafür. DANKE! Ich bin so glücklich und sehe das erste Mal in meinem Leben eine Zukunft, ich darf neu beginnen und kann es kaum glauben, so unsagbar schön ist dieses Gefühl, und du hast mir dabei geholfen! Liebe und Heil sollen in dich einfließen, ich liebe dich und danke dir dafür! Ich fühle mich das erste Mal als Mensch, als etwas Besonderes unter all den Besonderen! Als ich abends im Hotel ankam, war ich so wackelig auf den Beinen und spürte körperlich meine Rückführung. Und ich war sooo müde, aber sooo glücklich. Meine Gedanken kreisten, und ich konnte es fast nicht glauben, was an diesem Tage alles abgelaufen war. Über Nacht erholte ich mich, und so nach und nach wird mir alles bewusster. In meiner Familie ist schon zu spüren, was geschah. Alle sind in einem Glücks- und Befreiungstaumel.

DANKE!
Als ich Samstag zu Hause aß, habe ich das erste Mal seit 30 Jahren das Essen nicht erbrochen und am Tag danach auch nicht. Ich bin soooooo dankbar! Auch wenn ich einen Rückschlag in nächster Zeit haben sollte, ich habe Zuversicht, ich fürchte mich nicht, ich beginne ein neues Leben in Liebe und Dankbarkeit!
Der sinnlose Kampf ist zu Ende, ICH LIEBE MICH und alle um mich. Dienstag fahre ich das erste Mal in meinem Leben in Urlaub (es ist das erste Mal, dass ich weder von jemand anderem noch von mir selbst eingesperrt werde - ich fühle mich so herrlich frei). Ich freue mich auf diese Tage und werde sie genießen - endlich genießen dürfen, endlich von Herzen ein Geschenk annehmen dürfen mit dem Gefühl, dass ich es verdiene. Ich werde mich wohl öfter bei dir melden und über meine Fortschritte berichten. Die Wunder des Lebens warten auf mich, und ich gehe diesen entgegen mit Liebe und Freude. Ich darf mein Leben in mich aufnehmen, ohne es zu erbrechen und zu zerbrechen. Es war 5 vor 12. Liebe Doris, ich bin einem Engel begegnet und das in Menschengestalt.«

Schon wieder laufen mir die Tränen die Wangen herunter, weil ich mich so für diese Frau freue. Ist das nicht wunderschön, Tom? Es passieren Dinge, die ich nicht in Worte kleiden kann. Ich weiß, mit Hilfe von oben ist dies alles möglich für mich. Und dafür bin ich sehr dankbar.
Lieber Tom, ich wollte dich einfach an meinem Glück teilhaben lassen und danke dir für alles.

Liebe Grüße
Doris

Vielleicht werden Sie nach einer derart gelungenen Rückführungstherapie Ihrem Rückführungsleiter auch solch einen Brief schreiben können. Wenn also die Medizin Ihnen nicht weiterhelfen kann - bei welchem körperlichen oder seelischen Problem auch immer -, dann zögern Sie nicht, und helfen Sie sich selbst - oder noch besser: Suchen Sie einen Rückführungsleiter auf. Viel Erfolg und danach viel Freude!
Eine neue Sonne der Medizin hat im Morgenrot ihr Haupt erhoben.

Literaturempfehlungen

Borgia, Anthony: *Das Leben in der unsichtbaren Welt*, Neuwied 1985

Bowman, Carol: *Ich war einmal*, München 1998

Fiore, Edith: *Heilung von Besessenheit,* Güllesheim 1997

Gosztonyi, Alexander: *Die Welt der Reinkarnationslehre*, Aitrang 1999

Gosztonyi, Alexander: *Grundlagen und Praxis der Rückführungstherapie - Das Schicksal des Menschen aus Sicht der Reinkarnationslehre,* Obersdorf 2009

Hardo, Trutz: *Das große Handbuch der Reinkarnation, Heilung durch Rückführung*, Güllesheim 2009 (4. Aufl.)

Hardo, Trutz: *Das große Karma-Handbuch, Karma und Heilung*, Güllesheim 2002

Hardo, Trutz: *Das große Handbuch der Sexualität - Was Rückführungen in Trance offenbaren*, Güllesheim 2003

Hardo, Trutz: *Entdecke deine früheren Leben*, Güllesheim 2009 (4. Aufl.)

Hardo, Trutz: *Wiedergeburt - die Beweise*, München 1998

Hardo, Trutz: *Reinkarnation aktuell - Kinder beweisen ihre Wiedergeburt,* Güllesheim 2009 (4. Aufl.)

Kübler-Ross, Elisabeth: *Über den Tod und das Leben danach,* Neuwied 2006 (35. Aufl.)

Kübler-Ross, Elisabeth: *Warum wir hier sind*, Güllesheim 1999

Linn, Denise: *Vergangene Leben - gegenwärtige Wunder*, Güllesheim 2009

Michel, Peter: *Karma und Gnade*, Grafing 1988

Newton, Michael: *Journey of Souls*, St. Paul 1995 (*Der Weg der Seele*, Wettswil, CH 1996)

Newton, Michael: *Destiny of Souls*, St. Paul, 2000 (*Die Abenteuer der Seele,* Wettswil, CH 2001)

Powers, Rhea: *Reinkarnation - oder die Illusion der persönlichen Identität*, Seeon 1989

Sigdell, Jan Erik: *Führung in frühere Leben*, Bern 1998

Sigdell, Jan Erik: *Durch den Tod ins Leben*, München 2007

Stevenson, Ian: *Reinkarnation - der Mensch im Wandel von Tod und Wiedergeburt - 20 überzeugende und wissenschaftlich bewiesene Fälle,* Freiburg 1978

Stevenson, Ian: *Wiedergeburt - Kinder erinnern sich an frühere Leben,* Grafing 1989

Stevenson, Ian: *Reincarnation and Biology: A Contribution to the Etiology of Birthmarks and Birth Defects,* Westport 1997

Stevenson, Ian: *Reinkarnationsbeweise,* Grafing 1999

TenDam, Hans: *Deep Healing,* Amsterdam 1996 (Tiefenheilung, Amsterdam 2010)

Vallieres, Ingrid: *Praxis der Reinkarnationstherapie*, Steimbke 1988

Vinmann, Ulrike: Das Zellgedächtnis - Wie man durch Neu-Programmierung der Zellen frei und gesund wird. Gräfing 2009

Weiss, Brian: *Die zahlreichen Leben der Seele*, München 1994

Weiss, Brian: *Heilung durch Reinkarnationstherapie*, München 1995

Weiss, Brian: *Only Love Is Real*, New York 1996

Wendel, Mathias: *Maskenball der Seele*, München 1993

Wex, Jovana: *Seele und Sexualität,* Freiburg 2000

Whitton, Joel L. und Fisher, Joe: *Life Between Life*, New York 1986

Wiesendanger, Harald: *Zurück in frühere Leben - Möglichkeiten der Rückführungstherapie*, München 1991

Woolger, Roger J.: *Die vielen Leben der Seele*, München 1992

Zürrer, Ronald: *Reinkarnation - Die umfassende Wissenschaft der Seelenwanderung,* Zürich 1989

Weitere Veröffentlichungen des Autors:

Ich habe mehrere andere Bücher, Dramen und Romane geschrieben und CDs veröffentlicht, welche das Thema Reinkarnation beinhalten:

Hardo, Trutz: *Molar - ein Siebenfarbroman*, Neuwied 1985

Hardo, Trutz: *Lilia - ein Siebenfarbroman*, Neuwied 1995

Hardo, Trutz: *Jedem das Seine - ein Siebenfarbroman* (wegen Verbots nicht in Deutschland erhältlich), Güllesheim 1997

Hardo, Trutz: *Maria - ein Siebenfarbroman*, Güllesheim 2001

Hardo, Trutz: *Der blinde Dichter - Ein Reinkarnationsroman*, Berlin 2001*

Hardo, Trutz: *Valerian - ein Kaiserdrama aus dem Alten Rom*, Berlin 2001*

Hardo, Trutz: *Erfahre deine früheren Leben* (Doppel-CD-Set), Güllesheim 1998

Hardo, Trutz: *Meine schönsten Leben*, CD, Güllesheim 2000

Hardo, Trutz: *Meine Leben im anderen Geschlecht*, CD, Güllesheim 2000

Hardo, Trutz: *Meine spirituellen Leben*, CD, Güllesheim 2001

---

* Mit einem Sternchen markierte Bücher oder CDs sind nur über den Vertrieb: T. Hockemeyer · Schusterusstr. 29 · D-10585 Berlin und über mail@trutzhardo.de erhältlich.

Über den Autor

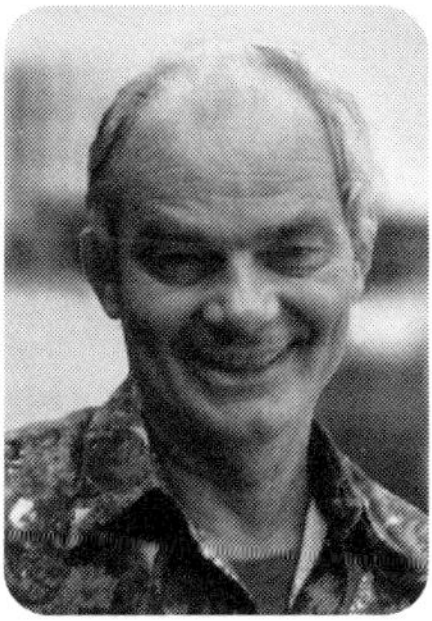

Trutz Hardo gilt als der bekannteste Rückführungsexperte Deutschlands. Millionen kennen ihn aus dem Fernsehen, denn er hat in Live-Sendungen Personen erfolgreich in ihre früheren Leben zurückgeführt. Seine Rückführungsseminare finden mit Teilnehmern aus ganz Europa statt. Der Autor lebt in Berlin und arbeitet überall auf der Welt.

Weitere Informationen unter:
www.trutzhardo.com und www.trutzhardo.de
Auf der zweitgenannten Homepage kann man sich unter dem Stichwort »Events« auch über weitere Aktivitäten des Autors und Ausbildungsseminare zum Rückführungsleiter informieren.

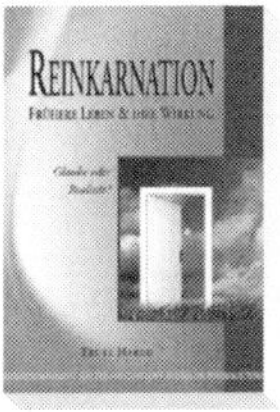

136 Seiten, broschiert
€ [D] 6,95
ISBN 978-3-89845-291-5

Trutz Hardo

Reinkarnation – Frühere Leben und ihre Wirkung

Glaube oder Realität?

Weltweit glaubt über ein Drittel der Menschheit an die Reinkarnation. Ist dieses Thema ernst zu nehmen? Gibt es denn wirklich frühere Leben, und ist es möglich, sich an diese zu erinnern?

Dieses Einsteigerbuch durchleuchtet klar und logisch das Phänomen der Reinkarnation:

- Reinkarnation in der Geschichte
- Vom Glauben zum Wissen
- Rückführungen als Lebenshilfe

Der Leser wird erstaunt sein, welche Beweise die neueste Reinkarnationsforschung aufzuweisen hat ...

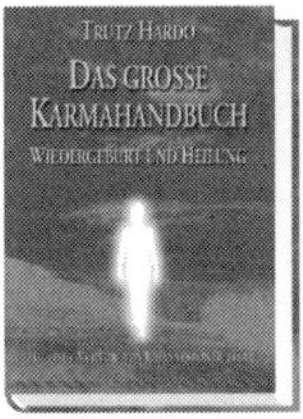

384 Seiten, gebunden
€ [D] 24,90
ISBN 978-3-89845-014-0

Trutz Hardo

Das große Karmahandbuch

Wiedergeburt und Heilung

Deutschlands bekanntester Rückführungstherapeut legt hier ein umfassendes Grundlagenwerk vor, das sowohl Allgemeinmedizin als auch Psychotherapie mit einem neuen, revolutionären Heilansatz konfrontiert. In diesem Buch erfahren Sie alles über die Kette von Ursache und Wirkung – insbesondere in Bezug auf Krankheiten und Schwierigkeiten in zwischenmenschlichen Beziehungen. Die meisten Krankheiten werden schon in früheren Leben verursacht und manifestieren sich in Folgeleben als Symptome. Löst man die Ursachen auf, kann meist eine sofortige Heilung geschehen ...

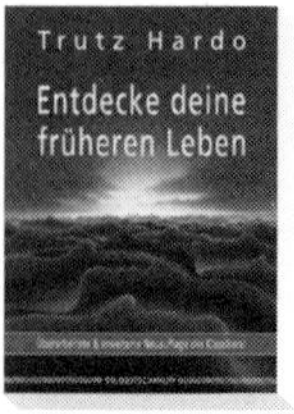

208 Seiten, broschiert
€ [D] 14,90
ISBN 978-3-89845-283-0

Trutz Hardo

Entdecke deine früheren Leben

Erfahre deine früheren Leben – und begegne deinem Höheren Selbst!
Immer wieder gibt es Situationen im Leben, die uns bekannt vorkommen: Landschaften, die uns seltsam vertraut sind, obwohl wir sie das erste Mal sehen; Menschen, die uns sofort nahe sind, obwohl wir sie nie zuvor gesehen haben. Wie lässt sich dieses »Déjà-vu«-Phänomen erklären?
Trutz Hardo befasst sich seit vielen Jahren mit Rückführungen in frühere Leben.
Lassen Sie sich das größte Abenteuer Ihrer Seele nicht entgehen!

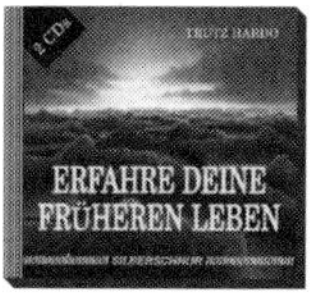

Doppel-CD,
je 70 Minuten +
36 Seiten Anleitung
€ [D] 36,80
ISBN 978-3-931652-28-9

Trutz Hardo

Erfahre deine früheren Leben

Zum ersten Mal begleitet Sie Deutschlands bekanntester Rückführungsexperte auf 2 CDs in Ihre früheren Leben.
Mit einer Count-Down-Entspannungsmethode wird der Hörer in den Alphazustand versetzt, in welchem es möglich ist, gefahrlos über das Unterbewusstsein frühere Leben wiederzuerleben.

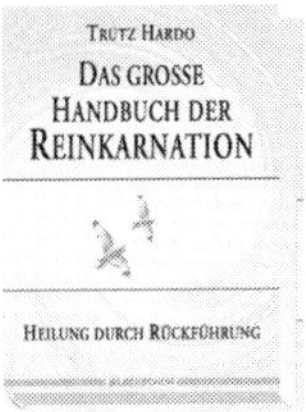

Trutz Hardo

Das große Handbuch der Reinkarnation

Heilung durch Rückführung

480 Seiten, gebunden
€ [D] 29,90
ISBN 978-3-89845-047-8

Jede Krankheit, jedes Problem hat seine Ursache. Oft liegt diese Ursache in einem früheren Leben. Deckt man sie auf, wird häufig eine spontane oder wenigstens allmähliche Heilung erreicht. So heilt die aus Amerika stammende Rückführungstherapie oft dort, wo jede »klassische« Therapie versagt.
Dieses Handbuch ist mehr als ein Arbeitsbuch für Mediziner oder Therapeuten. Es ist auch für all jene Menschen bestimmt, die Probleme haben oder die krank sind oder sich einfach nur um Heilung Gedanken machen.

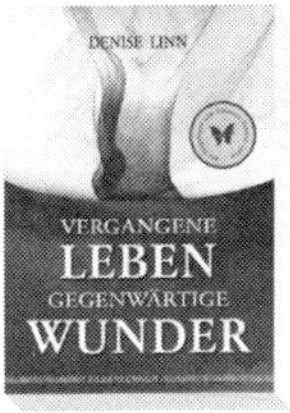

Denise Linn

Vergangene Leben – gegenwärtige Wunder

312 Seiten, broschiert
€ [D] 16,90
ISBN 978-3-89845-257-1

Wunder können tatsächlich in unserem Leben geschehen – einfach und mühelos. Dazu ist es nur notwendig, sich daran zu erinnern, wer wir wirklich sind ...
So sind wir in der Lage, die Blockaden aufzulösen, die zwischen uns und unserer Seele stehen. In diesem Buch lernen Sie, wie Sie in diese vergangenen Leben zurückreisen können, um Licht auf Ihre jetzigen Probleme zu werfen und sich endlich die Realität zu erschaffen, die Sie sich schon immer gewünscht haben.
Vertrauen Sie der amerikanischen Erfolgsautorin Denise Linn, und folgen Sie ihr in diesem Buch auf eine Seelenreise in die Zeit – leicht, ungefährlich und voller Wunder.